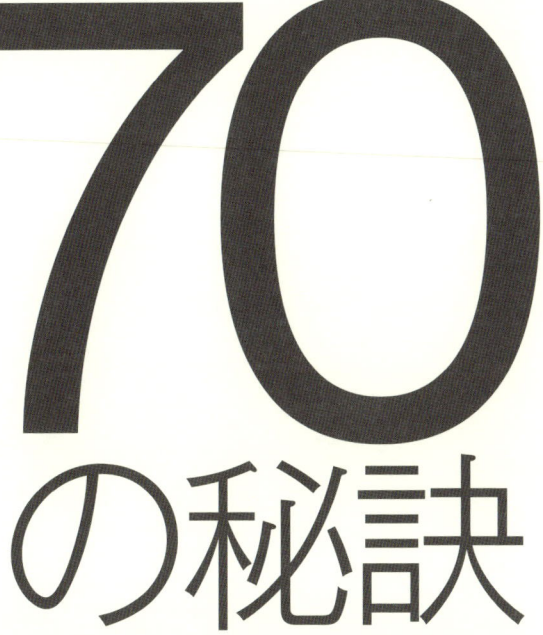

患者さんが集まる

70の秘訣

先輩歯科医師の**アドバイス**
カッコいい歯科医師として生きる

渡邉 滋 著

クインテッセンス出版株式会社　2011

Tokyo, Berlin, Chicago, London, Paris, Barcelona, Istanbul, Milano, São Paulo, Moscow, Prague, Warsaw, New Delhi, Beijing, and Bukarest

刊行にあたって

　近頃、草食系とか肉食系とかいろいろとうるさいですが、その分類にしたがって、主に自費でやっている講師クラスの先生を肉食系、健保の枠内で主として仕事をしている先生を草食系といったら叱られるでしょうか。

　しかし現実に歯科医療の発展を事実上支えているのは自費の世界で、健保の制度はそれの後追いなんですね。

　ですから、制度は制度としてうまく運用していただいて、さらに上質な医療に積極的に挑戦することを若い先生方はには期待したいものです。

　わたしはといえば、東京医科歯科大学同窓会の学術講演会の企画に、その創（はじ）めから関わってきたので、たくさんの講師の先生や、学術委員の若い先生方、もちろん受講される先生方を何十年とみてきているし、『日本歯科医師会雑誌』の編集にも長いこと関わってきたので、歯科医の先生方の動向はだいたいわかっているつもりです。

　そこで気がついたことは二つあります。

　一つはあれだけ講演会が開かれ、あれだけ専門誌がでているのに、講師の仕事のレベルと一般開業医の仕事のレベルの差が縮まらないことです。もちろん差があるから聴きに行くんですけれど。

　もう一つは、歯科医自身の文化的発信力が弱いことです。技術力の向上はもちろん重要にきまっていますが、いわゆる教養人としての地域における存在が、あまり強くありません。

　この二つは、いわゆる集客力と長い目でみると関係があるんですね。高い技術力と高い文化的素養というのは、人を魅きつけますからね。

　本書はその二点と、そのためのヒントを、思いつくまま書いたものです。

　本を読むのは本当に面倒なことだけれど、暇があったら目を通してみてください。何か得ていただけたら幸せです。

平成23年2月

渡邉　滋

CONTENTS

Chapter 1　歯科を改めて考える　　7

1. 歯科医師の仕事って面白いのだろうか　　8
2. なぜ歯科医師になったのか　　10
3. 歯科医としての必要な条件とは　　12
4. 歯科医療は男子一生の仕事だろうか　　14
5. 歯科医療のレベル　　16
6. 専門家としての座標軸　　18

Chapter 2　社会性　　**21**

7. 文化力を身につける　　22
8. 表現することの意味　　24
9. 社会人としての座標軸　　26
10. ホンネと建前　　28
11. 他業種の人とのつきあい　　30
12. 知性を磨く意味　　32
13. 読書のすすめ　　その1　　34
14. 読書のすすめ　　その2　　36

Chapter 3　開業　　**39**

15. 講演会の聞き方　　その1　　40
16. 講演会の聞き方　　その2　　42
17. 診療環境　　その1　　44
18. 診療環境　　その2　　46
19. 診療環境　　その3　　48
20. スタッフ　　50
21. 歯科助手　　52
22. 流れというもの　　その1　　54
23. 流れというもの　　その2　　56
24. 歯科医院の構造　　その1　　58
25. 歯科医院の構造　　その2　　60

Chapter 4 日常診療 ……… 63

- 26 初診時に考慮すべきこと ……… 64
- 27 生命医療と生活医療 ……… 66
- 28 説明と同意 ……… 68
- 29 臨床レベル ……… 70
- 30 患者さんの治療意欲 ……… 72
- 31 歯科におけるプレゼン ……… 74
- 32 アポイントシステム ……… 76

Chapter 5 先輩が教える臨床のツボ ……… 79

- 33 動機づけ ……… 80
- 34 テンポラリークラウンあるいはプロビジョナルレストレーション …… 82
- 35 技工　　　　　　その1 ……… 84
- 36 技工　　　　　　その2 ……… 86
- 37 技工　　　　　　その3 ……… 88
- 38 一口腔単位の治療 ……… 90
- 39 全顎印象と部分印象 ……… 92
- 40 重度う蝕とTEK ……… 94
- 41 次の一手 ……… 96
- 42 総義歯 ……… 98
- 43 パーシャルデンチャーとオーバーデンチャー ……… 100
- 44 歯並びと美しさ ……… 102
- 45 臨床とは一つの物語をつくることである ……… 104
- 46 一歩を踏み出すことの意味 ……… 106

Chapter 6 歯科にかかわるウンチク ……… 109

- 47 「エステ」ってなに？ ……… 110
- 48 顔と歯の意味するもの　その1 ……… 112
- 49 顔と歯の意味するもの　その2 ……… 114
- 50 欲望について　　　　その1 ……… 116

51	欲望について　　　　その2	118
52	"見える"ということ	120
53	"視線"の意味するもの	122
54	記号、分節、コード、歯科	124
55	記号の世界へ…ふたたび	126
56	"動き"の記号性	128
57	エントロピーのはなし	130
58	エントロピーと歯科医療	132

Chapter 7　患者さんとの話題の種／雑学の森　　135

59	日本文化論について　　その1	文化論とは何か	136
60	日本文化論について　　その2	戦後の文化論Ⅰ	138
61	日本文化論について　　その3	戦後の文化論Ⅱ	140
62	死と勤さについて		142
63	偉人たちの死と病		144
64	入れ歯の歴史		146
65	趣味の科学者たち		148
66	「美しい」と「美しさ」について		150
67	パラダイム・チェンジ		152
68	タコツボ現象		154
69	アポトーシスと死		156
70	ふたたび読書のすすめ		158

Chapter 1 歯科を改めて考える

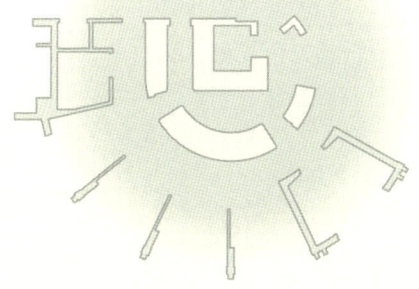

Chapter 1 歯科を改めて考える

1 歯科医師の仕事って面白いのだろうか

　仕事も長くやっていると趣味になる、とよくいわれます。どんな仕事でも、それに生活がかかっていて、しかも名誉もかかっていると、長い間にそれが身に沁みついてきて、ときには損得抜きでも懸命になります。そうなると仕事も趣味に近くなります。ときにわれを忘れて熱中をするし、やればやるほど苦しみも楽しみもどんどん深くなってきて、このほかのことを忘れてしまうほどの熱の入れ方はほとんど趣味に近いし、人にもよるけれどほとんどビョーキです。

　事実、著名な臨床家にこんな人が案外多くいて、寝ても覚めても歯のことばかり考えていることに驚かされます。仕事なんだから当然といわれれば確かにそうなんだけれど、彼らのすさまじいほどの探究心や疑問を解く努力や、目標に向かって自らを駆りたてる執念は、まさに"職人の心"そのものであって、何がそこまで駆りたてるのか不思議なくらいなんですが、本人にしてみれば、それが日常なので特別な心境ではないとたいていの人が答えます。そうなると、それは趣味というか、ほとんどビョーキといった状態なんでしょうね。

　しかし考えてみると、いまほど歯科が"面白い"時代はかつてなかったのではないでしょうか。技術的にも、学問的にも以前と比べものにならないほど高度になり、そこに足を踏み入れれば踏み入れるほど、深くなってきています。たとえば「審美歯科」という分野を考えてみればわかるように、いまや作業は高度に精密化して、長期にわたり機能的かつ健康的で自然な、より顔貌を引き立たせる高度な美しさが要求されているのです。

　おそらく三、四十年前には、審美歯科という言葉は一般的ではなかったし、むしろ、胡散臭ささえ感じた先生が多かったのです。人の欲望や美しさの追求というのは、科学にはなじまないという考えが強かった時代ですね。美しさはともかく、それよりも機能、とりわけ「咬合」という問題や、歯周組織の改善の方が緊急の課題だったのです。いま考えれば、"美しさ"というのは歯科における重要な側面だったにもかかわらず、当時はその重要性の認識も十分とはいえず、歯科技術そのものも美しさを作り上げるには、まだまだ改良

発達の余地がたくさんありました。"美しさ"を作り上げるには、補綴学上のさまざまな発展改良はもちろん、病理学、生理学などのさらなる発達が必要だったんですね。

　いわずもがなことですが、歯科においてもっとも重要なことは、美しい歯列と機能という二つの面を同時に作り上げ、歯周も含めて長期にわたって維持することです。もちろん歯科医療とは、正常な咬合が営まれるようにリコンストラクトすることですから、芸術のように"創造"することではありません。しかしそこには創造に近い技術力や洞察力やセンスというものが要求されていて、その背景にはたくさんの学問的知識や経験や新しい材料や技術というものが層をなして広がっており、たとえば前歯一本を充填する場合を考えても、光重合レジン充填の背後には、高度な精密化学の発展があり、色相や明度、物性が十分考慮され、接着に関する研究や技術がさらに付け加えられた結果なんですね。さらには充填後の力学的な問題、物性の変化という問題があります。長期にわたって自然感のある歯の形態を維持するには、充填一つとってもまだまだ解決すべき問題は多々あるのです。だから前歯一本をたとえばポーセレンで被せるとなると、歯牙解剖の知識はもちろん、支台歯形成のあり方や、歯間空隙や生物学的幅径や、歯をとりまき支えている歯周組織の病理学的考察はもちろん、金属焼付ポーセレンにせよオールセラミックにせよ、クラウンそのものの材質から物性、強度、適合性までも考えなければなりません。当然のことながら圧排コードや印象材や石膏というものも選択しなければなりませんね。もう少し付け加えれば、咬合の状況、とりわけそれが犬歯ならば、犬歯誘導ということまで考える必要がでてきます。

　こうして考えてみると、歯科の仕事というのは大変なことなんですね。いまやマイクロスコープやCTスキャンやCAD/CAMが珍しくない時代です。歯科の背景には解剖学、病理学、生理学、細菌学、補綴学、金属学、高分子化学、歯周病学、材料力学、免疫学など、さらには陶材に関する知識、そしてもちろん形成や外科的手技、しかもその上に歯の色調や形態や歯肉の美しさまでが要求されてくるという、考えれば考えるほどむずかしい仕事だといえます。これは大変に魅力のある、やりがいのある仕事といわざるをえないでしょう。わたしたちの仕事というのは、そういう大変な仕事なんですね。

Chapter 1 歯科を改めて考える

2　なぜ歯科医師になったのか

　なぜ歯科医師になったのか、と改めて問われてみると少し考えてしまいます。動機はいろいろあるんでしょうね。なりたくてなったのだという場合でも、歯科という職業に何らかの魅力を感じたからなったのか、それとも歯科医なら食えそうだし、ある程度の社会的ステータスがありそうだから選んだという人もいるでしょう。また、本当は医者になりたかったけれど、なれなかったから歯科医になったという人もいますね(案外多い)。あるいは親が歯科医だから、宿命的に歯科を選んだ、あるいはいやだけれどやむをえずなったという人も当然いるでしょう。なかには、たまたま偶然に国立の歯科大を受けたら受かったからなってしまったという人もいます。

　このように歯科医になった動機、きっかけはいろいろあると思います。しかし大事なことは、なった結果どうだったのかということです。なったことに満足しているのか、後悔しているのか、別に満足はしていないけれど何を選んだって人生こんなものだよ、と思っている人もいます。あるいは後悔はしていないけれど、思ったことの半分も望みは達していないよ、と思っている人も多いでしょうし、思い半ばという人にもいろいろあって、それであきらめる人もいれば、現状を肯定してしまう人もいるし、だから努力するんだという向上心の強い人もおります。さらには満足してみたり、不満になったり、後悔したり、そのときどきで変化する人もいます。つまりこういうさまざまな結果というのは、まさにそれこそが人間なのであって、人間というのは当然のように複雑で一筋縄ではいかないんですね。

　しかし仕事というのは、動機が何であろうがすべて結果責任です。不満だろうが、好きでなかろうが、仕事は仕事、粛々とやらなければならないのです。何かエラそうなことをいっているようですが、誠意を持って仕事にあたるというのが"職業倫理"というものですし、医者商売ならなおさらのことです。医師としての裁量権というものを考えると、歯科医師もしばしば"強者"の立場に立つことが多いのです。だから"弱者"としての患者は守らなければいけません。守ることによってわたしたちは収入を得、信用も得ているのですから。

なぜ歯科医師になった動機についていいだしたのか、実をいうとわたし自身、思いもよらずたまたま父親が受験の直前に亡くなって、やむをえず歯科医になってしまった一人だからです。父は歯科医師でしたが、わたしの選択肢のなかには歯科という項目はゼロでした。しかし父が死んで、周囲に説得されて、たまたま二期受験校であった医科歯科大を受けざるをえなくなって、入ってしまったのです。それからというもの在学中はもちろん、32歳で開業するまで、後悔の連続でした。しかし後悔していようがいまいが、現実というのは大変厳しいもので、不満をいっている暇がありません。食うためにも、家族のためにも、もちろん患者という相手がいることですから、仕事中は手を休めている暇はありません。それでも一息ついたときには、"いやだなぁ"とため息がでます。ですから付き合うのも専門以外の人、読む本も文学、芸術、哲学と専門書とは縁遠いものばかりでした。つまり一生懸命働く一方で、心のなかでは不満がいっぱいでした。一言でいえば、つまらなかったのです。思えば井の中の蛙で、歯科というものの大きさ、広さを当時は知らなかったのですね。世界の先端、いや日本の先端的な歯科医療がどんな学問的な背景のなかで行われているのかも知らなかったのです。もちろん勉強しようと思えばできたのでしょうけれど、後悔の方が先にたっているから、何もみえてこないのです。

　わたしが変わったのは、開業してまもなく、医科歯科大同窓会の「学術講演会」の創立委員になぜかされてしまってからです。なぜ選ばれたのか、いまだに理由はよくわかりません。それこそたまたまなんでしょうね。学術講演会というのはご承知のように、講演会の企画立案をしなくてはなりませんし、当然内外の著名な講師と打ち合わせをしなくてはなりません。ほかの委員はともかく、わたし自身は何も知らないところに突然突っ込まれたわけです。それで何年間というもの無我夢中でした。歯科というものを"学問的"と感じだしたのはそのときからです。それまでは単なる"職人芸"と思っていたのが、実はそうでないことをさまざまな講師と出会って思い知らされました。「生涯学習」ということを本当に実感として思いました。人間というのは、最初から自分の望む場所にいるというのは稀有なんですね。与えられた環境のなかで自らが最善を尽くす、それしかありません。そうすると運が回ってきます。そうしたら、それをもとに頑張る、それしかないようです。

Chapter 1 歯科を改めて考える

3 歯科医としての必要な条件とは

　歯科医としての必要な条件とは、考えてみるとむずかしい設問ですね。
　どんな職業にせよ、天性その職業に向いているという人は、めったにいないんですから。むしろ長年やっているうちにだんだんその仕事にあってくる、なかには天職だと自他ともに認める人もでてくるんですね。
　天職はともかく、仕事が好きになること。何ごとも好きでないとうまくいかないでしょう。夢中になって周りがみえなくなってくるというのも、ちょっと困りますが、少なくとも働くことが嫌いでないのが最低の条件です。
　一番よいのは、探究心があって集中力があり、高度な技術力があれば鬼に金棒です。しかし同時に大事なことは、ときに自己犠牲をともなう奉仕の精神と人間的魅力、社会人としての見識と品位に満ちた円満な人格。つまり文化人。
　そもそも、そんな人いるわけないか！
　しかし仕事をする以上、技術力と人間的魅力。この二つがバランスしていませんとうまくいかないんですね。長い間には行きづまるかもしれません。
　もちろんイイ先生にもいろいろあります。
　イイ先生だって評判の先生について近所の人に聞くと、何だってすぐにやってくれるし、腰は低いし、痛くないし、すぐ終わっちゃうし、いつでもいらっしゃいといってくれるし、じきに駄目になるけど、行けばすぐにやってくれるからねぇ。
　逆に、あの先生すごく怖いし金もかかるけれど、仕事はちゃんとしているからねぇ、といわれる先生もたまにいて、そういうところにはそれなりのファンがいて、コワモテだけど成り立っているんですね。
　世間というのは、案外わかっているのかもしれません。つまり使い分けられています。まあ自分で判断して大したことがなさそうだったら、前者の先生に行きます。しかし、この際きちんとやらないとと思えば、金はかかっても後者の方を選ぶんですね(情報があればの話ですが)。
　自分はどちらのタイプだと思っていますか。思うに、先生方のほとんどは、技術力はまあ"中流の上"で、人間的にはそこそこいけるかな、と思っている

人が大半ですね。

しかし人間的にはともかく、技術力は本当に中流の上なのでしょうか。そもそも中流とは何か、中流とは普通のレベルのことを指すのか、これは大変な難問です。

根管治療や歯周病治療にしても、どんなゴールを目指しているのでしょうか。支台歯の形成のあり方や印象採得の精度、いわんや咬合の様式への配慮や、審美性の改善などを考えたら、大変な問題が日常臨床のなかにいくらでもみつかります。

大事なことは、自分のなかにある基準です。

そしてその自分の基準が、現在の先端の医療レベルと比べて、どの辺にあるのか、常に考えていないといけません。つまり専門にかかわる"座標軸"のなかで、自分の日常臨床がどの位置を占めているのか、そういう認識は極めて重要なことです。だから専門誌や学会誌はもちろん、同業者との交流や講演会への出席は、当然のことながら重要なんですね。

自分の治療はまあまあだと思いながら、実はまあまあではない場合も多々あると思わないと、人間勉強しないし、前進もしません。それでも一応食べられれば、それで一生は終わってしまうんですね。

「平凡で何もなければそれでいいじゃない」とおっしゃる向きも多いと思いますが、よく考えると患者さんがちとかわいそう。あまりよく噛めない状態でもソンナモンカナと思ってしまう人が多いのです。それでたまたま紹介で隣町で治療を受けたりすると、ゼンゼン違っていてビックリしてしまったりします。地域医療、かかりつけ医療といっても、それじゃまずいんですね。

医療の原則は"生涯教育"です。現役である以上、たとえ高齢の先生であっても、先端医療の知識やテクニックは、若者に負けずに修得しなければいけません。もしそれが苦手だとおっしゃるなら、できる人に任せなければいけません。その覚悟が必要です。

何といっても歯科医の条件は、まず向上心、そして職業的責任感でしょうね。

江戸の儒学者、佐藤一斎もこういっています。

　少にして学べば　則ち壮にして為すこと有り
　壮にして学べば　則ち老いても衰えず
　老いて学べば　則ち死して朽ちず

Chapter 1　歯科を改めて考える

4　歯科医療は男子一生の仕事だろうか

　職業に貴賤はない、といいますね。政府高官から土木作業員に至るまで、貴賤の区別はないということです。
　当然のように、額に汗して働く限りにおいて、それがどんなに汚れにまみれようと上下の区別はない、してはならないということです。人はそれぞれの分限に応じて働いているのですから。
　しかし、人にはそれぞれ適・不適というものがあり、能力においても向き・不向きというものがあります。それが現実です。
　ところで歯科医師という仕事は、免許制度によって支えられている仕事です。つまり免許がなければやってはいけない仕事なんですね。逆にいえば、一般の人が参加できない特殊な仕事といえます。同業者以外に競争に参入がないのですから、保護されているともいえます。
　そしてもうひとつ、わたしたちが仕事によってえた収入は、所得ではなく"報酬"です。その証拠に、収入をえたときにわたしたちは「収入印紙」を貼らなくてもすみます。印紙代がいらないのです。この特権は医師、歯科医師、弁護士、税理士、公認会計士などにあります。
　そのかわりわたしたちが仕事をすることについては、歯科医師法に基づいて実は厳重に管理されているということになります。健康保険制度以外は現実にはあまりピンときませんが。
　それはともかく、わたしたちの仕事は特殊といえば特殊なんですね。大学も普通の大学より長いし、卒業したからといって免許を取らなきゃハナシにもならないし、一人前として自立するには、これまた長い年月と修業が必要だし、開業するにはそのための資金も要ります。
　それに要した時間と能力と資金が、一生の間にペイするかどうか、これはまったく個人の能力によるものでしょう。
　しかし歯科医師という仕事が、ある意味で特殊なものであり、免許によって保護されている限り、わたしたちは仕事において最大限の能力と努力を費やす義務が生じているのも事実です。なった以上は一生ガンバラないといけません。本人がどう思おうと、社会的にもある程度のプライドを維持できる

職業であるということから、わたしたちは"先生"と呼ばれているわけですね。つまりわたしたちは歯科医師となった時点で、世間からは"男子一生の仕事"をする人間として認められたわけですから、好きか嫌いか、向いているか向いていないか、などにかかわりなく、自分に鞭打ってでも世間の期待や思惑に応えなければならない義務が生じていることになります。

なった以上は一流を目指さなきゃいけないんですね。大変な仕事を選んだものです。

一流とは何か、これまた難問です。答えは人によってそれぞれでしょう。しかし著名な先生方の講演を常に聴き、論文をひもといていくうちに、ある日ふっと感ずるんですね。そのスゴサを。あるいはその卓越したレベルを。そしてそれに気づいたとき、自分の仕事が"男子一生の仕事"にふさわしい仕事であり、しかもそれを達成するためには、常日頃の努力と学習の必要を痛切に感ずるはずなのです。

いつも後輩をみてそう思うのですが、きちんと優れた仕事をしている人ほど人間的にも魅力ある人が多いですね。仕事に自信ができれば、人間としても豊かになります。事実それは自らの達成感だけでなく、患者さんからは感謝の言葉としてでてくるわけですから、こんな嬉しいことはありません。仕事の充実感だけでなく、人間としての喜びは大きいはずです。

人に直接感謝される仕事って、実際そうあるものじゃないんですよね。

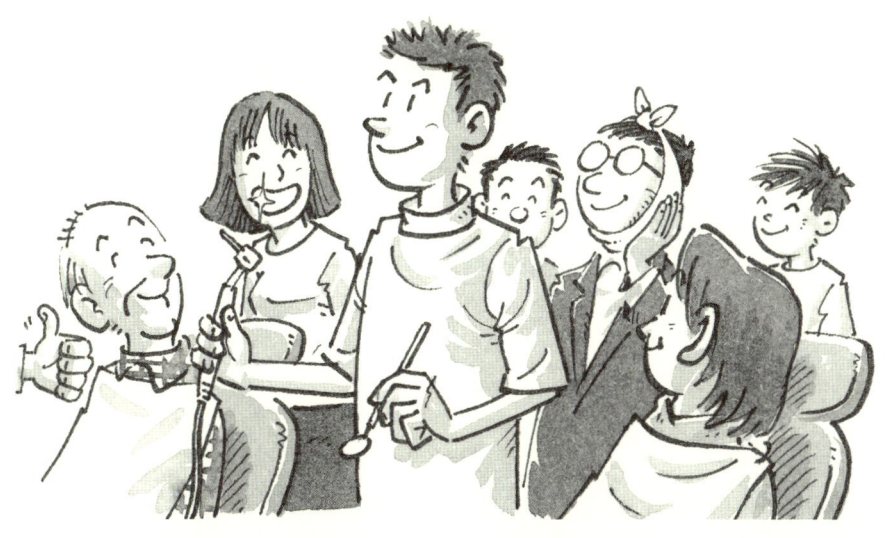

Chapter 1　歯科を改めて考える

5　歯科医療のレベル

　いわゆる「松竹梅」ではないけれど、以前は大工さんや左官屋さんたちは上中下いろいろ段階があって、職人の世界はそれぞれ色分けされ、世間からもそれは割とみえていました。食の世界でも"板長"とか"シェフ"とか、何かと厳しいですよね。
　もちろん芸術の世界は今も昔ももっと厳しくて、絵画の場合など"号"いくらと、絵描きによって値段がおよそ決まってしまうんですから大変です。音楽でも同じで、ポップスはもちろんクラシックでも大きなコンサートホールをいつも満杯にする音楽家と、小さなホールをやっと何とかという音楽家とでは入場料が明らかに違います。
　映画俳優やテレビタレントはさらに厳しくて、ご存知のように出演料などその格差たるや大変なものらしいです。
　つまり技量を競う人たちは、その時代における需要と人気度によって大きく左右されるわけです。
　ただ大工さんなど職人の世界でも、一部は外部からはみえにくくなりましたね。建売とか注文住宅会社の下請けとして組み込まれてしまっていて、大工さん個人よりも建築会社を選ぶしかいまでは方法がありません。ただその内部ではいろいろ選別があって、競争も激しいんでしょうけれどみえにくい。建築の世界も大きく機械化されてしまったからでしょうか。
　実は、歯科の世界もみえにくいのです。一般の人たちからみると、どの先生も皆似たようにみえます。そんなに腕に違いがないと思っています。どの先生も一応は免許を持っているのですから。それに誰にかかっても保険点数に関する限り、まったく同じですものね。痛みがとれて、一応噛めるようになり、まあまあ日常の生活に支障がなければ、それはそれでいいと思っている人がほとんどです。それでたいていの人は近所の先生か、勤め先の近くの先生に診てもらいます。そしてそれが地域医療としての役割を一応果たしているといっていいのかもしれません。
　しかしそのせいかどうか、その安直さのせいかどうかわかりませんが、治療のレベルというのは社会的地位とか経済的レベルとかあまり関係なく、む

しろ忙しい人ほどその場しのぎで、きちんとした口腔の状態を維持している人は案外と少ないものです。中高年の男性はとくにそうで、咬合平面が整然としている人は本当に少ないのです。これは本人のせいか、それとも歯科医のせいか、意見の分かれるところでしょう。

それでも最近は、女性の口腔は美しさへの指向が高まっているせいか、男性の口腔と比べると以前よりはかなり改善されているようにもみえます。口腔衛生の認知度の向上によるものにほかなりません。

ところで歯科医というものは、技術で勝負している以上、技術力に違いがあるのは当然ですし、その違いは本当は患者側からはみえていなくてはならないはずのものです。しかし保険制度のお陰でみえにくくなっていますし、また逆にその制度のお陰で歯科医が助かっている部分もずいぶんとあります。批判しながらもかなりの部分で依存しているんですね。それから少しでも脱却するには、いまのところ自費診療しかありません。そして事実、講演会の講師クラスの人たちのほとんどは、多くの部分を自費診療のケースを示すことで講演を成り立たせています。極論をいえば、ハイレベルの診療を行うのは、自費診療で培った技術力とコンセプトによるものしかないんですね。

ただし、ポーセレンやインプラントを自費でやったからハイクラスとはいえません。咬合平面や咬合高径、咬合関係、さらには歯肉や骨との関係がきちんと構成されているかどうか、そこまでやらないとハイクラスの歯科治療とはいえないはずです。ここでもまたみえにくくなっているんですね。

実をいうと、わたしたちは自分自身の治療レベルをほとんどの場合よくわかっていません。たいていの歯医者さんは自他ともに「中くらいの上」だと思っています。だからあまり講演会へもでかけずにいるし、講師の仕事なぞ、あれは例外だと思っています。患者との日常の対応にひたすら追われているのが実情です。

わたしたちは本当はハイレベルな治療を行う義務があるのです。それしか歯科の向上や誇りを保つことはできないのです。少なくともただの"繕いもの"の仕事で済まさない方がいい、医療というのは原則として量ではなくて、質なのですから。

Chapter 1 歯科を改めて考える

6　専門家としての座標軸

　「井の蛙大海を知らず」とはずいぶんと言い旧された言葉ですが、わたしたちの世界では常にそれはあてはまります。

　よほど意識的に周囲や外の世界に目を向けないと、閉じられた狭い世界のなかで、ああでもない、こうでもないといっているだけのことになります。しかも、そういう自分に気がつかないことが多いのです。ですから自分たちの尺度が余所では通用しないということに気がつくには、結構手間隙がかかりますし、遅きに失する場合すらあります。

　それに人間というものはそもそも横着な動物ですから、よほどのことがないと、わざわざ隣の世界までみにいかないんですね。でかけていっても、みる目がないとその違いがよくわかりません。手ぶらで帰ってくることが多いのです。仮に違いに気がついても、いまさら修正するには気骨が折れます。考え方からシステムまでいじることになったら大変ですし、そうしたところで成功する保証もないのですから、ついついいままでどおりということになります。そうしなければダメになるとか、そうすれば大きなプラスが生ずるというのが目の前にちらつかない限り、人間なかなか自分を変えることはしないものなのです。良くも悪くも人間というのは、保守的な生きものなんですね。

　しかし医療というのは、そういう横着は本来は許されません。日進月歩のなかに自分をおかなければ、現在も、そして将来もはなはだ危ういことになります。現役である以上、それは義務でもあります。事実、情報がこれだけいき交っている現代では、気がついたときにはいつの間にか取り残されています。荒涼たるなかに独り自分だけがいるというわけです。

　とはいっても、そういう義務感とか危機感というのは、案外一般の企業や商店の人たちほどにはわたしたち歯科医というのは強くはもたないんですね。それはある日目が覚めたら、患者さんが誰もこなくなった、ということには滅多にならないからです。ただ、そういうことは徐々にやってきます。ゆっくりと潮が引くようにいつかやってきます。それは前にも述べたように、医者の腕というのは保険医療のなかではその差がみえにくいし、患者さん自体

も診療所を変えるのが億劫な人が多いからです。大方は変えたところで、そんなに変わり映えがあるんだろうかと思っているんですね。ですから案外そんなところで助かっている場合もなきにしもあらず、というわけです。

しかしなかには行動的で意識の高い人もいます。遠距離をものともせず、腕を見込んだ先生のもとに足を運ぶ患者さんが増えてきているのも確かです。そしてそこで十分に満足すれば、口コミで次の患者さんを連れてきてくれます。別にPRしなくたってわかってくれる患者さんはいるものなんですね。事実、インターネットで評判を検索して医者や歯医者を探す人は結構存在するのです。

繰り返すけれど井の中の蛙とは、やはり向こう三軒両隣の狭い世間しか知らない人のことです。広い世間、つまり一般社会の動向に無関心の人のことでしょう。狭い世間のなかで、俺が俺が、と思っている、視界を少し広げれば、その比較のなかで自分が見えてくるはずですが、日常食べるのにそれほど困らなければ、比較のなかに自分をさらさないものです。しかしそれで事足れりとしたら、自分はともかく患者さんがちとかわいそうですね。もっとよくなるはずのものが、そんなものかとあきらめることになります。

やはりわたしたち医療人にとって大事なことは、一人ひとりが専門家としての座標軸を持つことでしょう。日本全体の医療だけでなく、インターナショナルな座標軸も併せて。

その座標軸のなかで、自分自身がどのあたりに位置しているか、常に検証していく必要があると思います。

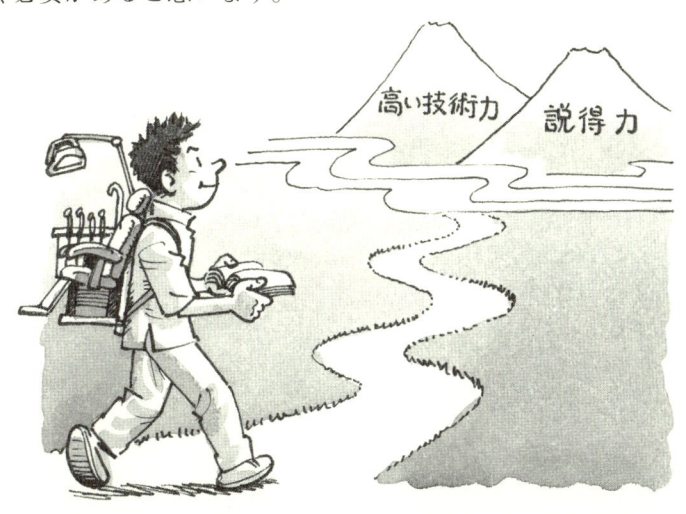

Chapter 2 社会性

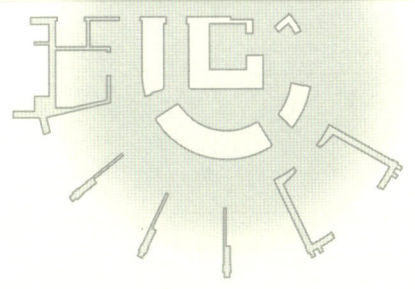

Chapter 2　社会性

7　文化力を身につける

　世の中に"先生"と呼ばれる人はたくさんいます。医者、歯医者、弁護士、会計士、税理士、建築家、デザイナー、美容師。もちろん学校の教師、それから代議士先生もそうですね。とにかく数え切れないほど"先生"がいます。共通しているのは、それぞれ免許を持っているということでしょうか。県議や代議士はちょっと違いますが。

　そしてその一方で、「先生といわれるほどのバカじゃなし」という言葉もあります。この「バカ」とはどういう意味なのでしょう。察するに「バカ」とはたぶん専門以外は何も知らない「専門バカ」のことなんでしょうね。

　よく「看板を外したら何が残る」といわれます。実際、自分自身、歯科医という看板を外したら何が残るのだろうと考えることがあります。空虚で孤独で哀れな自分だけがそこにいると考えたら、とっても淋しくてたまらない気持ちです。

　しかし、サラリーマンで定年を迎えた人の多くは、看板を外した素裸の自分に直面しているんですね。仕事大好きで会社人間であった人ほど、己の生身の姿に、あらためて人生というものの現実を噛みしめているのかもしれません。

　よく考えてみると、自分を支えているのは自分の仕事や専門だけではなくて、家族を含めた自分自身のあり方、自分自身の持つ"文化"のあり方にあるんですね。つまりはどう生きるかということです。

　もちろん生きるためには、仕事をしなければはなしになりませんけれど、豊かに生きるためにはどうしてもそれ以外のもの、いわゆる"文化"と呼ばれるものが必要です。

　読書も、映画も、美術も、演劇も、音楽も、旅行も、外での食事も、そしてもちろん幅広い人間関係も、あるいは"習いごと"やゴルフや酒やスポーツも、犬や猫さえ含めて豊かな生き方を彩るための必要な要件なんですね。そしてそれらが総合して作り上げるものが"文化"です。これらが欠けていたら人生どんなに淋しいものか、考えるだけでもゾッとしますね。やはり人間仕事以外に自分が打ち込めるもの、楽しいもの・癒されるものが必要なのです。

当然のことながら、歯科医という仕事は人と人との関係からはじまります。もちろん歯科医の持つ技術力への信頼関係が基本ですが、技術力と同様に、温かい人間性や、歯科医の人間的魅力を裏打ちする幅広い知識や見識といったものに期待するんですね。

　歯科医は患者の訴えを聞きながら、症状や原因を探り、同時に顔貌や姿、形、そして立ち居振る舞いも観察しますが、同時に実はこちら側も患者さんにしっかりとみられているのです。この先生に任せていいのかどうか、歯科医の一言ひとこと、手や指の動き、立ち居振る舞い、ときにはネクタイの趣味までもちゃんとみているのです。

　しかしわたしたちはみることには慣れていますが、みられていることには案外気づいていません。結構、透明人間のつもりでいる先生が多いのですが、髪型やシャツの柄までみられているし、そのときの先生のセリフもちゃんと覚えている人は意外と多いのです。だからたまに「先生のネクタイ素敵」なんていわれると、かえってビックリしてしまいます。つまりいろいろなことが実はバレバレなんですね。

　患者さんというのは、その先生の年齢や技術力、そして学術、識見、当然のことながら人間的魅力というものに見合った人たちで自然と構成されてしまいます。高いレベルの人たちは高いレベルの先生のところへ集まるわけです。もちろん例外はありますが。

　ゴルフやスポーツだけでなく、クラシックや歌舞伎や文学や美術などで話に花が咲いた上に、技術力で患者さんを感心させたら、おそらくその患者さんは強力なリピーターになることは間違いありませんし、その人を通じて紹介患者が増えることは十分に期待できます。自費患者を増やしたかったら、まずそういうことが重要な要件だと理解した方がいいと思います。何よりも口コミなんですね。そしてそれを裏付けるものは、第一に技術力、そして同時に文化力だといってもいいでしょう。患者さんとの信頼関係は、複数あった方がより強固になるのです。間違っても「先生といわれるほどのバカじゃなし」なんていわれないために。

Chapter 2 社会性

8　表現することの意味

　表現力とは何か——。

　舞台のことを考えてみましょう。もちろん物語の流れであり、登場人物であり、舞台装置であり、音楽であり、そして登場人物の身体表現とセリフの表現と全体の統一感と"間"です。このどれひとつダメでも感動する舞台にはなりません。

　主役や準主役はもちろん、脇役やその他大勢といえども、一人でも欠陥があっては全体の流れに乱れが生じます。全体が有機的なつながりをもって舞台の流れを構成しているのですから。

　つまり表現力とは言葉や所作だけでなく、舞台装置やスタッフを含めた演劇全体から醸しだされる説得力なんだといえます。さらにいえば、劇場全体や観客まで含めたものですね。

　よくパソコンの画面をもっぱら眺めていて、患者さんの方をまったくみないで話している先生がいる、という話しを聞きます。あるいは素人はわからないことだからと、あまり詳しく話さない先生もいます。また一方では、患者さんの反応を気にもかけずに一方的に話しをする先生もいます。

　こういう場合は、たとえ腕がよくても気がつかないうちにかなり減点になります。強力なリピーターになってくれないんですね。当然先生だけではなく、診療室のスタッフの立ち居振る舞いもまた患者さんの心象には大きく反映します。スタッフの態度が冷たかったり、お座なりだったとすると、患者さんの心に案外と棘が刺さるんですね。棘を抜くのにはエラク手間隙がかかるものです。治療より大変かもしれません。

　前にも書きましたが、わたしたちは患者さんをみていながら、実はよく観察されているんですね。わたしたちはもちろん、スタッフや設備や清潔感や居心地のよさや親しみのよさや、さらに手際のよさ、そしてコストパフォーマンス、すべてがみられているわけです。

　近くに同業者がいなければ、それでもなんとかなりますが、最近の情勢ではよほどの田舎でない限りそれは許されません。隣の医院か隣町の医院、さもなければ交通機関を使って都会へと移ってしまいます。

よくできたホテルや旅館、あるいは観光地と同じように、医院といえどもいまや選択される側なのです。サービス業に近い、あるいは医療をサービスする側だと認識すべきなんでしょうね。

　一流のホテルや旅館が決して顧客に媚びないように、歯科医師であるわたしたちは当然のようにプライドを保たなければなりません。つまりそれ相応の技術的対応と、医業としての品格を保つということです。ですからわたしたちの仕事というのは大変むずかしいのです。常に最新の医学知識や技術、そしてそれを提供する歯科医師とスタッフ、器具器材、清潔感のある診療空間、さらに手際のよい診療や事務の流れ、こういったことが常に要求される職業なのです。以前の歯科医師が少なかった時代とは違うことをまず認識する必要があります。ほっとする暇がない、もし一流を望むならば。

　表現力というのは、つまり医院のすべてが醸しだすひとつの説得力なんですね。単に医師が話す言葉の問題ではないのです。もちろんわたしたちが話す言葉のしゃべり方や中身が大変重要だとしても、立ち居振る舞いやサンダルやネクタイ一つも同じように表現してしまうと考えたら、ちょっと気が抜けませんよね。

　ようするに医師、スタッフ、環境がつくりだしている"文化"というものが問題になるわけです。技術力と文化力の発信する記号は、そのまま信頼へとつながり、結果に満足した患者は、患者自身が発信源となって大きく輪を広げます。紹介患者の多寡というのはここで決まるのです。

　よくいうプレゼンテーション能力とは、個人の能力を指すことが多いのですが、医院の場合は医院全体が醸しだす魅力だといえます。魅力というものは、知らず知らずに表現し、発信し続けるんですね。

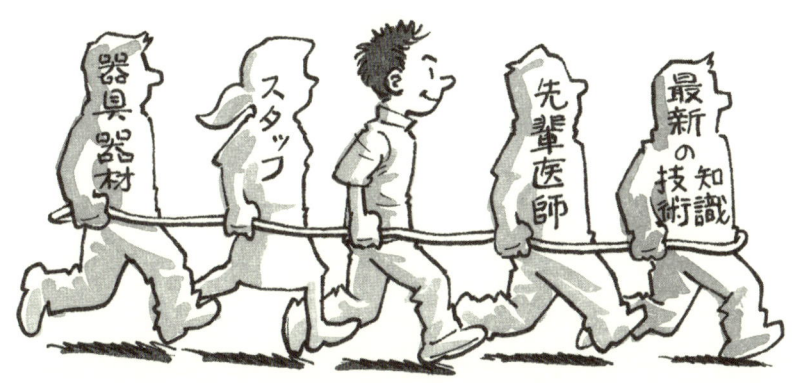

Chapter 2 社会性

9 社会人としての座標軸

　人間が生きるうえでの座標軸というのは、実はさまざまな種類の座標軸があります。

　前項で述べたのは、専門家としての座標軸ですが、もう一つ社会人としての座標軸というのがあります。一番わかりやすいのが学歴と職種、属する組織における地位、さらには政府が発表する勲章や褒章ですね。それと住い、車、食、服装など。

　しかし外からはみえないけれど、もっと重要なのは、その個々人が持っている芸術文化などの内面の文化的レベルでしょう。豊かな生活を支えているのは仕事だけでなく、その人個人や家族、ひいては社会の持つ文化というものによるものですね。

　もっともこの文化的レベルというのは、その人の生まれ、育ち、経済環境そして友人や知人などもろもろの人的環境によってもそれぞれが異なるし、そのなかに当然のように個人の好き嫌いや趣味などの要件が入ってきますから、多種多様です。もちろん教養や知識というのも重要な項目ですね。

　この内面の文化的レベルというのは、外からはみえにくい、しかしその人の文化的レベルというのは実は初対面でもなんとなく感じるもので、知性とともに態度や言葉の端々に自然と滲みでてくるものですから要注意です。そしてこの文化的レベルにそれなりの幅と厚みがないと、人にすぐ見透かされます。地位にふさわしい教養、文化に欠ける人はむしろ軽蔑の対象にさえなりかねませんから、自ら社会的地位が高いと自認している人は、それを裏打ちする素養を常に涵養しておかないと、それこそ裸の王様になりかねません。

　そして困ったことに、医師、歯科医師、弁護士というのは、そのままで一つの社会的地位であるとみなされているのです。昔ほどではありませんが。

　であるならば、その立場にふさわしい素養、教養が当然のように要求されます。TPOにあった立ち居振る舞いや知識や言葉や服装などが、その職業や地位に付随してついてまわるのです。事実、人の評価というのは思いのほか厳しいもので、わたしたちは専門の評価と同時に、文化的側面についても評価の目にさらされているんですね。

いま「ふさわしい」という言葉を使いましたが、人間というのは人に対して、あらかじめ一つのイメージを作っているものです。とくに職業や地位や立場というものに対するイメージというものは、かなり強固なもので、"らしさ"というものへの固定観念は、容易に変えないものです。「学校の先生らしさ」とか「役人らしさ」とか、「お医者さんらしさ」とか「銀行員らしさ」とか、とにかく前もって作り上げられた日本人共通のイメージというのは、長い歴史や経験の上でできあがったものですから、そう簡単には変わりません。
　もちろん「らしくない」というのはプラスとマイナスがあって、「あの人は役人らしくなくすごく融通がきく人だ」とか、「あのお医者さんは外見とは違ってすごく庶民的で下世話な方だから、本当に親しみやすい」というのはよいのですが、「融通がききすぎてかなりいいかげんだ」とか、「あの先生はお医者さんらしくないとんでもない格好をしているし、不潔っぽい」なんていわれると、もうそれだけで減点です。
　そう考えると、"らしさ"、"ふさわしさ"というのも当然座標軸のなかに入ってまいります。ですから人間というのは、"らしさ"を作り上げる努力というものは、外にみえる形で常に作ろうとするんですね。たとえば建物とか車とか服装とか態度とかで……。
　しかし専門の腕の良さとか、内面に秘める文化的レベルの高さ、人間的魅力とかいうものの実体は、実際に接触した人でないとよくわかりません。しかもその種の教養とか知識というものは、あまりひけらかす類のものではありませんから、感じてもらうしかありません。しかもむしろこれらは自己満足という世界に属するものですから、本人自体は他人の目をそれほど意識しているわけではありません。まあ、その人独自のものですから。しかし案外これが人の目を惹くんですね。
　専門的技術や知識の深さとともに、文化芸術に対する造詣の深さは、その相乗効果によって患者の信頼度を倍増する働きをするのです。これは予想外に大きいものです。リピーターや口コミの類はほとんどこれが理由です。大きな期待を持っている人はそういうところに集まります。
　外見の華やかさは、中身を保障するわけではありません。わたしたちに要求されるのは、技量の高さとインテリジェンス、そしてセンスの良さと誠実さなのです。

Chapter 2 社会性

10 ホンネと建前

　「本音と建前」という言葉があります。また「総論賛成、各論反対」というのもあります。誰だって理想に突き進みたいという思いはもっているけれど、現実はというと理想を阻むものばかり、というのが実際のところでしょう。人間生きている限りしようがないんですね。

　成功者にみえる人にも人一倍悩みはあり、人知れず苦しんでいる人は案外いるものです。成功者とみられているだけに、かえって大変なんだと思います。

　わたしも港区に開業して以来40年を越えましたが、本音をいうと、年中薄氷を踏む思いでここまでやってきました。40年よくもまあ無事できたな、というのが正直な感想です。

　ほとんどを自費診療で営業してきた人間としては、信用とともに営業実績をほどほどにあげなければ診療室を維持していけませんから、これは現実としては毎日が大変なんですね。もちろん保険中心の先生方だって同じだとは思いますが。

　なぜ自費中心できたかというと、最大の理由は開業したときから患者来院数が極端に少なかったからです。少なければ付加価値の高い自費診療にせざるをえません。しかし自費診療というのは、当然のように高いレベルの技術力と説得力が要ります。そしてそれに対する根性と責任力が要求されるわけです。決して仕事を気分に任せて流すわけにはいきません。もちろん数こなしもできません。一人ひとりていねいに根気よく長時間かけて治療に専念するんですね。

　こういう場合、一番大事なことは"必死"になるということだと思います。必死に頑張ることが何かを生みます。信用とほどほどの利益です。必死になると、建前と本音がかなり近づくんですね。

　必死というのは、頭脳と身体のぎりぎりのせめぎあいですから、患者さんにもすぐ伝わります。しかし時に余裕もみせないと、かえって不安を与えることになりかねませんから、ここが難しいところですね。余裕がありながら懸命にみてくれる、これが患者さんには一番良い心象なのです。普段の努力は、ここに表現されるのでしょう。努力というのは、もちろん勉強と経験で

す。職業人なのですから、"日々これ勉強"と思い定めなければ、まあ平凡な人間になるほかありません。一流はともかく、二流の上と思っているのが実は三流に落ち込んでいるのかもしれません。座標軸というものを時に考えなくてはならないのです。

医者商売というもの、案外"ハングリースポーツ"に似たところがあるんですね。信用とは何か、わたしは定期預金だと思っています。何年経ってもちゃんと戻ってきます。しかも利息がついて。

わたしたちの仕事というのは、何はともあれ先端を走っていかなければならないのです。しかもできるだけ失敗もなく。そのためには勉強と経験と、ぎりぎりの慎重さと。慎重さの欠けた治療ほど危険なものはありません。信用を失ったら、それをとり戻すには大変な苦労を必要としますから。

"大胆かつ細心"。これが肝要なんですね。しかし経営者である限り、このことが常に要求されます。歯科医であっても同じです。

「理想と現実」の狭間をどうやって埋めていくか、これがわたしたちに課せられた宿命です。わたしたちはともかく必死にやるしかないということでしょう。まさに"生涯学習"なんですね。

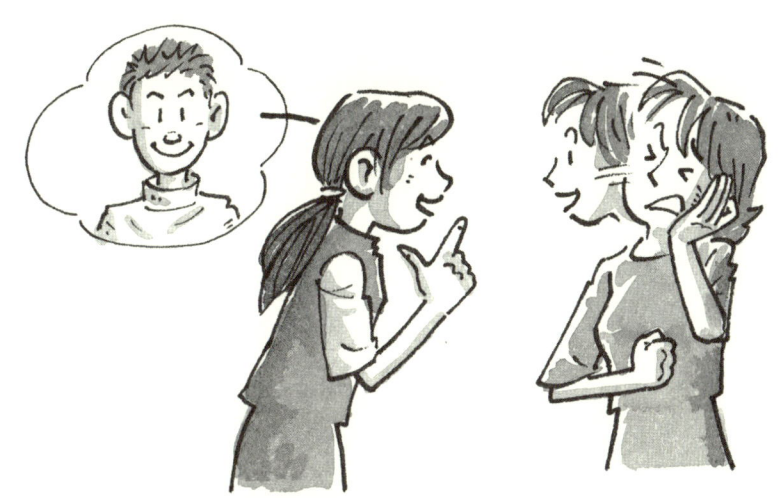

Chapter 2 社会性

11 他業種の人とのつきあい

　わたしたちは仕事柄、当然のように毎日患者さんを診ています。数はともかく"相手変われど主(ぬし)ひとり"といった状態ですね。そして相手が変わっても診る視線、レベルは同じであろうと一応は心がけるわけです。

　しかし数が多かったり、くたびれたりすると、もしかして"十把一からげ"に診ていたりしませんか。つまり目の前の患者さんを"流し"たりするわけです。患者さんの方も敏感だから隣の医院にいってしまうかもしれません。誰でも自分の方をしっかり向いてくれる先生が一番いいのです。

　患者さんも性別や年齢だけでなく、性格も違うし、要求度も違います。なんとなく相性の合う人もいれば、やりにくい人もいます。千差万別なんですね。

　その上、職業がそれぞれ違いますし、職場の地位、立場もまた違います。つまり肩書きがまたそれぞれなんですね。考えてみると実にややこしくて面倒な仕事です。しかもそれぞれがむずかしい問題を持ち込んできます。わたし自身の場合、たいてい一人あたり1年から1年半はつきあいますから大変です。相性をこちらから合わす努力をしないと、長続きしません。要求を満足させ、要求以上のことを達成しませんと次が続かないのです。

　いまそれぞれ肩書きが違うと書きましたが、これは逆の見方からすると、それぞれがその道の専門家なんですね。患者さんであるという見方をやめて、一人の人間としてみると、それぞれ肩書きどおりその道に関してはわたしたちよりはるかに専門家なんですね。魚屋さんだろうが、八百屋さんだろうが、広告屋さんだろうが、あるいは建築家だろうが、わたしたちには教わることがたくさんあります。雑談の合間にその専門にかかわるいろいろな疑問を質問すればいいのです。こちらが尋ねると案外まじめに答えてくれるものです。それによってこちらの知識は増えるし、思いのほか意思の疎通が図れるものです。人間聞かれると嬉しいのかもしれませんね。

　ただ、やたらつまらないことを聞くわけにいきませんから、質問にも相手に合わせたレベルが必要です。常識程度の知識は持っていた方が相手も喜びます。広範囲な知識には、やはり読書が大事なんですね。聞くことによって自分の知識が再確認されたり、訂正されたり、さらに深まったり、絶対に損

はありません。おまけに患者さんがこちらにより親しみと信頼をおいてくれるようになるなら、一挙両得ではありませんか。

　ただしこういうことはもちろん目の前の患者さんを"流し"ていたら絶対にできません。数こなしではなく、一人ひとり十分な時間をとって、一対一の関係になるようなシステムを作らないと、心構えだけでは気の入った患者さんとしかしゃべれなくなるし、結果は"流し"てしまうんですね。こういうやり方では自費患者はまず増えません。

　技術に対する信頼感というのは、実はイメージからくるものが大きいんですね。もちろん結果が十分よくならなければダメに決まっていますが。

　とにかく自らの専門の知見と技術を十分にもつ努力をしながら、かつ他業種へのそれなりの知識を増やすことは患者さんとの信頼関係に直につながります。

　もちろん趣味の話しや、音楽や演劇や映画、絵画の話も同じですね。意外なところで患者さんとのパイプはつながるものです。聞いたり聞かれたり、同調したり、意見を述べたり、患者さんが患者さん以上の付き合いになることもしばしばです。技術に対する信頼感と同じレベルでそういうこともリピーターや新しい患者さんを作りだすきっかけになるんですね。

　いつも思うのですが、何年やっても"営業"というのは本当にむずかしいものです。これでいいということがありません。常に前向きに、時代のニーズに合わせて行動しないと置いてきぼりをくいます。わたしたちは誰でも不安と楽観を繰り返しながら生きているものです。それがまた人生というものなのでしょう。そしてそのなかで一つ一つ信頼関係を築いていきます。そういう努力をするしかないのです。努力をしないところに運は向いてこないのです。もしそうすることによって患者さんが患者以上の付き合いをする人になったら、仕事だけでなく、人生大いに楽しいではありませんか。

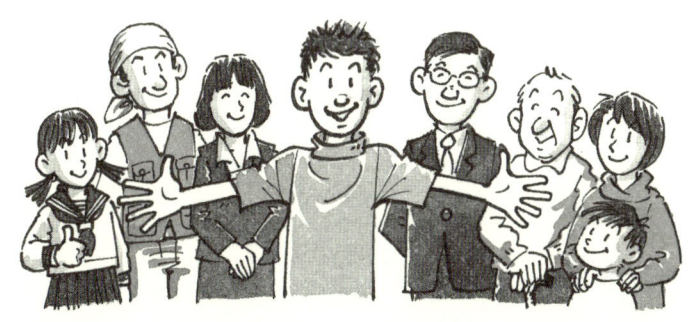

Chapter 2 社会性

12 知性を磨く意味

　早いものでわたしも開業してから、はや40年を越えてしまいました。まさに光陰矢のごとしですね。よく大きな怪我もせずここまでやってきたなというのが正直なところです。これからも何とか無事に過ごしたいというのが本音なのですが、運がよければ、といういまだに運だのみなのですから、この年になってもしっかりした自信を持てないのだから困ったものです。日々是精進こそがかろうじて自らを支えていく大きな柱なのかもしれません。

　日々是精進とは、生涯学習といい換えてもいいのですが、人生というのは自転車と同じで、漕ぐのを止めれば倒れるだけです。倒れれば余生はあまりよいとはいえません。スピードをだす必要はないけれど、わたしたちの仕事は現役である限り漕ぎ続けなければいけないんですね。後輪が仕事への情熱だとすれば、前輪は良識・知性といったところでしょうか。

　そして現在の地位、立場というのは、過去からの軌跡の積分値でしょう。未来というのは、その積分値とこれから漕ぎだす微分値の軌跡の積み重なった総和といっていいでしょう。つまり一時たりとも休めないんですね。

　若いころ、歯科という職業になじめなかったから逆にわかるんですが、仕事は何であれ自らが楽しくなければやっていけない、ということです。好きな仕事ならどんなに辛くてもガンバレル。ガンバルことで突破口が開かれるかもしれません。一流といわれる先生方の話を聞いていると、ガンバッタ末に突破口を開いているんですね。

　生まれつき好きだという人はともかく、普通は努力したり、切羽詰ったりして、あるとき別の世界が開いたとき、急に好きになるんですね。努力なしに好きになる人は少ないものです。

　努力とは脳と身体のぎりぎりの鍛錬ですから、知と技があるときふと結ばれたとき、"快"が生まれるのです。人間というのはその快が忘れられなくて、より快をえようとして持続するのかもしれません。

　前輪が良識・知性だと述べたのは、前輪は方向を決めるからです。そして前輪と後輪が相呼応したとき、運が開き、快が生まれるわけです。

　あたりまえですが、良識・知性だけではうまく食べてはいけません。仕事

への情熱と実際の仕事の報酬がなければ生きていけないわけです。だからといって良識・知性がなければ方向が定まりません。悪い意味での職人、いや職人にすらならないかもしれません。その場所である一定の地位をえることは不可能でしょう。

　良識・知性とは、良好な人間関係やたゆまぬ勉強、読書、そして豊かな趣味、教養から生れるものです。あたりまえのいい方ですが、それしかありません。

　事実、優れた人間、人望のある人といったものは、背景をたくさん持った人なんですね。幅広い教養と質の高い仕事、そして豊かな上下左右に広がる人間関係を程よく持った人といっていいでしょう。それが魅力をつくるわけです。

　そういう人には人が集まります。人が集まれば情報もたくさんえられるから、動くときに効率よく最短距離で動くことができます。他人より早く目的地に到達するわけです。そして情報や経験知や独自の推理力によって方向を定め、自分だけでなく人を導くこともできます。有名な企業やさまざまな組織のトップは、大なり小なりそういうことをやっているんですね。

　将来のある若い人はどうすべきでしょうか。一にも二にも勉学。そしてより質の高い人と職種を越えて付き合いの場を広げます。この努力を続けることが、ある日運を開くきっかけをつくることにつながります。

　このことは、平凡ないい方ですが、いままでわたしが一流の人びとをみてきた経験と、自分自身の反省を込めた言葉なんですね。わかりきっていることに案外真理はあるものです。

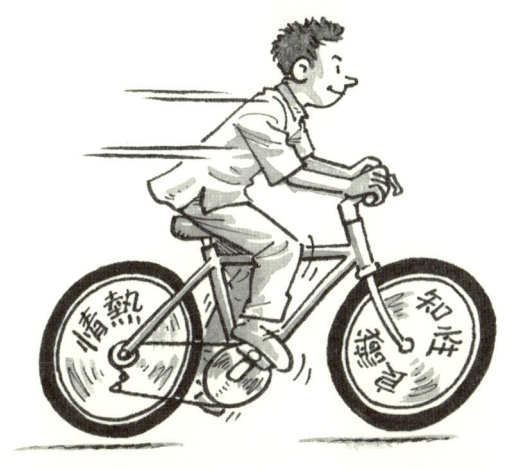

Chapter 2 社会性

13 読書のすすめ　その1

　人生を豊かにするために、読書がいかに重要なものか、いうまでもないことだと思います。
　しかし最近、本が売れてないようです。読まれていないという声もしきりと聞きます。最近は街角に昔からあった小さな本屋が消えて、スーパー並の大型書店が増えて、そこそこ客を集めているという感じなのですが、実態がどうなのか知りません。ただあれほど雑誌や単行本が山積みされているのに、それほど売れていないと聞くと、出版社は大変なんだなあという思いと、人はそんなに本を読まなくなったのかという思いが交錯して、これからどうなっちゃうのか少々心配になってもきます。
　文字と違って、映像は人に伝える量や早さは何百、何千倍なのだそうですから、確かに一目でわかってしまうところがあります。人の顔かたちを言葉で伝えようとすれば、およそ概略のところしか伝わりません。写真だったらそれこそ一発ですね。
　その代わり、想像したり、考えたりすることはかなり省略されます。漫画や劇画というのも、話し言葉や、擬音は入っていても、絵そのものからくる理解は直ですから、いちいち考えたりすることは少ないでしょう。4コマ漫画などちょっと考えさせられるものもありますが、あの4コマにこめられた情報量を言葉に直したら大変なものだと思われます。
　だから漫画を読む人は多いのかもしれませんが、だからといって書物を読まなくていいというものじゃありません。文字からなる書物というものは、読む人に考えさせ、大脳を刺激して活性化するという働きがあるんですね。
　たとえばよく読まれている小説があって、その主人公の動きに読者は一喜一憂しながら話の筋を追っているのですが、その主人公への筆者の描写というものが、その場面場面で結構くわしく描かれながらも、実は読者はそれぞれの想いのなかで主人公をイメージして読んでいるので、実のところ読者一人ひとりが別の人格を想像しながら小説を読んでいるんですね。
　ですから、そういう小説を映像化しようとすると、登場人物、とりわけ主人公をどの俳優にするかが大きな問題になります。読者一人ひとりが抱いて

いるイメージと大きくかけ離れたりすれば、失望をかうか、別の物語としてみてもらわないといけなくなります。人間は文章というものには、理解もそれぞれなら、イメージも人それぞれなんですね。別のいい方をすれば、文章というものは映像と違って、思考、想像という大脳の働きを大きく刺激するというわけですね。

　書物というものはまず知識を与えてくれます。専門雑誌や専門書は実によくできていて、文章と同時に写真や絵が挿入されていますから、その相互作用によって理解はかなりスピードアップされるわけです。もちろん理解力はその人によって異なりますけれど。

　ただ一般書、哲学書や小説を含めてそうですが、写真や絵の挿入はまずありません。ハウツーものにはしばしば絵や表が入っていますが、これは理解の手助けのためだけのものです。

　読者は文章からさまざまなイメージが喚起され、理解だけでなく、そこから発生する想像や推理や、文章の持つリズム感などによって読むよろこび、楽しみを感ずるんですね。小説だけでない、哲学書にしてもエッセイにしても同様の心のときめきが生ずるわけです。学問も文学も文字、文章なくしては成立しません。つまり本を読まなければ、文化力というものはかなり逓減せざるをえません。

　人類の発明のなかでもっとも優れたものの一つは、グーテンベルクの印刷術だといわれるのも当然かもしれません。それによって人間の知恵と知識は急速に一般化し、グローバルになったのですから。

　ところでいろいろな歯医者さんと付き合っていると、専門書以外はあまり読まない人が多いことに気がつきます。これは損です。裾野は大きくて広いほど山は高くなります。付き合う人も幅広くなります。文化力というものですね。

　本というものは、わたしにいわせれば、下から上へと積むものではなくて、横に水平に並べるものです。下から上へと積み上げると、ちょうど真中の本しか手をだしません。つまり読みやすい中間小説の類でしょうか。横に水平に、それこそポルノから小説、詩、エッセイ、哲学といったふうに並べておけば、あるときはポルノ、あるときはエッセイ、あるときは小説や哲学といったふうに分け隔てなく等価値で読むことができます。読むものに上等下等などつけない方がいいんですね。たくさん読むなかで、輝きを増す文化力というものが自然と身につくものだと思います。

Chapter 2 社会性

14 読書のすすめ　その2

　本を読む、とはどういうことでしょうか。

　もちろんそこから情報をえ、学ぶことが第一義でしょう。そして同時に知ることの喜び、理解することの喜びが本を読むことによってえられるわけです。学術書、専門書はその目的のためにあります。

　本を読むことはそれだけではありません。読むこと自体に楽しみや喜びがあるものです。小説などその典型ですね。一つには筋の展開を追うことの楽しみ、登場人物の動きに一喜一憂し、ときに胸に沁みこむ会話に心をときめかせるわけです。

　しかしそれだけではありません。読み方がかなり熟達してくると、文章の運びの巧みさやリズム感、あるいは情景描写の見事さに心打たれたりします。谷崎潤一郎にせよ、志賀直哉にせよ、川端康成にせよ、三島由紀夫にせよ、古今の名文家の文章には、読み手をとらえて離さない言葉の運びと独特の文体やリズム感を持っているものです。

　古くは源氏物語や、枕草子、奥の細道といった文学はもちろん、海外でもゲーテやスタンダールやドフトエフスキー、トルストイ、あるいはヘミングウェイといった人たちの作品も、文章そのものに読み手をとらえて離さない不思議な魅力を発散する作品が多いのです。

　さらにいえば森鷗外や夏目漱石などを読むと、時代を超えた透徹した思想や歴史観がみえてきて、読む楽しさ以上の何かをえたような気がしてきます。文学とはまさにそういうものですね。

　何年か前、『声に出して読みたい日本語』という本が話題になったことがあります。著者にすごく共感し、本当に声をだして読みたい文というのがあるなぁとわたし自身も改めて思いました。

　わたしの若いころは、たとえば「百人一首」とか芭蕉の俳句、あるいは『藤村詩集』や中原中也の詩、そして翻訳詩集『海潮音』など、暗記したものです。とりわけ暗記しようと思わなくても、何度も読むうちに自然と覚えてしまったものも結構あります。それだけ人間の生理に合った文体とリズムがそこにあるということなんでしょうかね。

それが年とったいまでも、何気なくふっと口をついてでてくるのです。面白いことにわたし以外にもそういう人が案外いて、奇妙なことで共感したりします。患者さんのなかにもそういう人がいて、話が盛り上がったりもします。何が役に立つかわかりません。
　本を読むときはもちろん精読は大事なことですが、多読というのが結構役に立つんですね。本を数多く読むにはどうすればよいか、よく"速読術"というのが広告などに載っていますが、わたしは速読術というのを知りませんので、まあ並のスピードで読んでいるつもりです。ただ1冊読んだら次の本を、というのではなくて、何種類かの本を平行にして読んでいきます。つまり電車のなかで読む本と、診療室で読む本、あるいは書斎で読む本、さらにはベッドで読む本という具合に、1日に4種類ぐらい読んでいくわけです。そうすると案外数多く読めるし、軽い小説から美術書、歴史書、社会学書、もちろん専門書など結構いけちゃうんですね。変化の激しい今日このごろ、たくさん読まないと平衡感覚を失う恐れ、なきにしもあらずでしょう。
　たくさん読むと面白いことがわかります。たとえば19世紀末で歴史を横に切ってみると、そのとき世界史的にはどうであったか、ヨーロッパの美術史はどう展開していたか、音楽や文学ではどうであったか、科学技術や思想状況や社会状況はどうであったかが、それこそ立体的にみえてくるのです。その時点でのさまざまな文化状況がわかってくるというのは、ずいぶんと面白いことではないですか。これはもちろん現代という時代にもあてはまることですね。新聞というのは、実はこういうさまざまな現象を1日1日区切ってわたしたちに知らせてくれているんですね。ただ過去は教えてくれません。自らひもとくしかありません。さまざまな人びとの思想や考えや行動をひもといて、自ら考えるしかないのです。本はこういうときに役に立つのです。
　もう一つ付け加えておきます。たとえば鷗外や漱石や谷崎、もちろん現代の作家でもいいのですが、読んだらそのままにしておかないで、鷗外論、漱石論、谷崎論を読むべきなのです。そうしないと鷗外や漱石の何が優れているのか、その特質が何かをあまりよくわからないで終わってしまうのです。それはもったいないことです。絵画でも音楽でも同じです。ちょっと理屈っぽいかもしれませんが、折角読むんですからそこまでやった方がいいでしょう。軽い小説はそこまでやらないですむから、気が楽ですけれど。

Chapter 3 開業

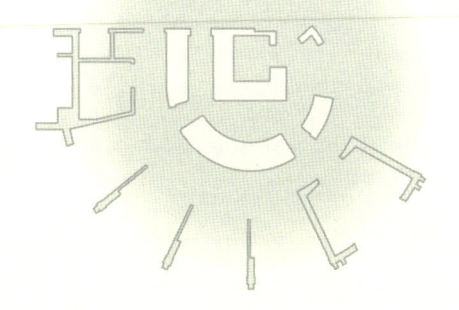

Chapter 3 開業

15 講演会の聞き方　その1

　理想はたくさんあるし、夢も希望もたくさんあります。しかし現実というのはそうはいきません。結構、厳しいのです。そんなことは誰でもわかっていることです。

　しかしその現実のなかでも、普通の歯科医からみればうらやましい歯科医も、数は少ないけれど存在するのも事実です。あちこちで引っ張りだこの講師というのは、だいたいそういう歯科医ですね。

　そういう講師クラスの歯科医というのは、いったい普通の、といったら語弊がありますけれど、とにかく一般の数多い歯科医とどこが違うんでしょうか。

　もちろん、技能や知識レベルが違うといったら、確かにそうですが、一番違うのはそこではありません。「OS」の違いです。

　パソコンのOS(オペレーティング・システム)の違いというのはご存知ですね。ウィンドウズとマックとでは、OSがそもそも違います。最近は相乗りの技術もでてきましたけれど、基本が違うのは誰でもご存知でしょう。

　一般の歯科医と著名な講師クラスの歯科医とでは、そもそもOSが違うんですね。少ない患者数で、付加価値の大きい仕事を常時続けるというのは、厳しいけれど自費中心の診療体系です。

　そのためには技術レベルの高さはもちろんのこと、患者さんとの付き合い方から、スタッフのあり方、設備の充実度などさまざまな問題をクリアーし、かつ進化させるということを常に心がけていなければ成り立ちません。

　彼らは保険収入というものにあまり期待していませんから、ある意味で冒険なんですね。常に自費治療の中身というものに自分自身を賭けているし、プライドもそこにかかっています。ですからはじめは食べるのが大変だった時期もあったはずです。それを乗り越えたとき、一つの確信を持ったに違いありません。そしてそのとき、彼ら独自のOSができあがったのです。

　おそらく人生観の違いというか、生き方の違いというか、目標のレベルも違うんでしょうし、そもそも出発が違うんでしょうね。

　わたしは長いこと「東京医科歯科大学」の同窓会で講演会の企画運営を担当

してきましたので、なんとなく感ずるのですが、叱られることを承知の上であえていえば、学術講演会はある意味で"名画鑑賞会"なんですね。映像と解説に感情移入し、感動した観客は終了とともに外にでて、夕暮れの風に頬をなでられて次第に夢から冷めていくと、その感動もいつか遠のいていきます。そして次の日の朝、診療台の前に立ったとき、以前の自分と大差のない自分をみいだすのです。講演を聴いている最中(さなか)では、あれほど自分の診療のなかにあれこれ取り入れようと決意したはずなのに。

　講演会というのは確かに技術のノウハウを獲得する場所ですし、もちろん新しい歯科医学知識をえるところでもあります。しかし現実は厳しいし、やりたくてもできません。歯がゆい思いをした人は数知れずでしょう。

　なぜ、講師のようにうまくいかないのでしょうか。

　本当の原因は技術差ではなくて、先ほど述べたOSの違いなんですね。講師の述べていることを理解し、現実化しようとするには、講師のOSをまず理解したうえでないと、あれだけ大きな仕事がなぜできるのかわからないし、自分とOSが違うのだから、講演からえた知識がそのままでは自分の診療の上につながらないというわけです。

　わたしたちは歯科雑誌のなかにたくさんの見事な症例写真をみています。咬合論的にも歯周病学的にも、もちろん審美的にも卓越した症例報告に接しているわけです。

　たとえば咬合平面を見事に構築した症例があるとします。この場合、たくさんの歯を処理しなければなりません。しかもすでに補綴されている部分も手をつけなければいけないことが多いわけです。もちろん金属焼付ポーセレンも含めて。

　症例の筆者は、たぶん患者さんの合意の下に、比較的難なくそれをやってのけているんですね。みなさんはいかがですか。

　まず、勝負はそこで決まってしまうんです。多くの歯を手がけるには、多くの補綴物を壊さざるをえなくなるのです。おそらくそういう筆者は、若いころからそれができたのでしょう。OSの違いはまずそこに現れます。自信と情熱と説得力と、そこから生まれる迫力でしょうか。年齢にはあまり関係がありません。あとは学術的な知識と技術力と行動力ですね。

　OSについて一つだけ付け加えましょう。OSを構成している重要なファクターの一つは、人間的魅力です。人間的魅力がないと説得力は生まれてこないのです。

Chapter 3 開業

16 講演会の聞き方　その2

　「混合診療」というのは、ご存知のように医科においては認められていません。歯科においては長い間の習慣でしょうか、黙認されているのが現状です。おそらく貴金属やポーセレンというものを扱ってきたせいかもしれません。

　それはともかく、いまの世で保険診療は一切やらず、自費診療のみという先生はめったにお目にかかりません。ほとんどの先生は一応保険医ですね。しかし講演においても雑誌の論文においても、そこに発表されているものはまず自費診療での治療が中心です。歯周病や充填の場合を除けば、補綴症例のほとんどは自費診療です。

　これは何を物語るかといえば、歯科において理想的な診療を行うためには、自費でやるしか経営的にも成り立たないし、第一保険で認められている材料がまずはないということです。そしてもう少しいえば、歯科における先端技術を支えているのは自費診療であり、またその進化発展も自費診療によるところが大きいということです。そのことは大方の先生はわかっていて、だから自費診療の拡大を日夜図っているというのが現状です。インプラント、ポーセレンワーク、金属床義歯というのはその典型ですね。

　しかし現実は厳しいのです。そうは自費診療は伸びません。その理由は数限りなくあると思います。地域、環境、経済的レベル、景気の動向、アクセス、それこそさまざまな要因が重なります。

　しかし一番大きな問題は、前に述べたように先生自身のOSの問題かもしれません。はっきりいって自費診療には、自費診療のOSが必要なのです。叱られるのを覚悟でいえば、いわゆる保険診療のコストパフォーマンスの意識でのOSでは、自費診療はそうは増えません。まず時間コストの問題、スタッフの問題、技工士の問題、そして何よりも先生の腕と信用、医師としての魅力です。それらがすべて重ならなければ、自費診療による一口腔単位の治療は難しいのです。

　よく特診室というのを設けている先生がいますが、これはナンセンスです。特診室に入ったとたん、凡手が鬼手になるはずがありません。患者さんには見抜かれてしまうんですね。

一般に保険診療を主にして、その上のプラスアルファーとして自費診療を考えるという先生がほとんどですね。歯科の混合診療を考えれば、それが一番無難なシステムかもしれません。しかし世にいう著名な歯科の先生は、そうではなくて基本が自費診療なんですね。保険診療の方が"従"なのです。保険診療だからといって、同じ先生がやる以上は、腕は同じです。材料が違うぐらいでしょう。

　いい方を変えれば、自費診療のOSの上で保険診療をやっています。基本は変わりません。おそらく補綴物の精度も変わらないんじゃないでしょうか。信頼度はますます大きくなるわけです。そしてそういう患者さんの多くが将来自費患者に変わるわけです。しかも彼らは若いころからそういうOSの基に仕事をしているんですね。だから中年になって講師になったとき、10年以上の治療経過の症例がだせるのです。決して付け焼刃ではありません。若いころからの蓄積なんです。

　もちろん保険制度を否定するつもりはありません。日本は保険制度のもっとも成功した国かもしれません。しかし総論はともかく、各論は不備だらけです。歯科においては、だから自費診療というものが発達したのです。しかも歯科の進化発展は、自費診療によって行われてきたことは紛れもない事実です。もっとも信頼度の高い治療は、自費診療だというのは、何か矛盾した感じだけれども事実だからしようがありません。ただ自費診療で磨いた腕は、必ず保険診療のうえでもプラスになっているんですね。診察眼や腕は変わらないのですから。

　こう考えてきますと、講演を聴くときも、論文を読むときも、単に医療知識やハウツーを取得することを考えるだけでなく、その背後にあるもの、つまり論者のOSを学びとらないと、自分の診療には思ったほどには役に立たないかもしれません。

　保険のOSでやっている人も、日を選んで、その日だけは自費のOSでやるというようにしないと、まさに混合診療になってしまって、しかも低いレベルの自費診療になりかねません。治療自体のレベルアップは、ある程度覚悟が必要なんですね。所得も下がるかもしれません。しかしそれを乗り越えたとき、信用は増大することは確かです。

Chapter 3 開業

17 診療環境　その1

　わたしの40年の経験からいうと、診療をとりまく環境はいつでも厳しかったけれど、はっきりいって、リーマン・ショック以後はとくに厳しいものでした。消費は縮小するし、少子高齢化だし、そこへもってきて、歯科医院の数は増えました。しかも少ない、あまり支出したがらない患者さんを取り合いするのだから厳しいのはあたりまえです。

　おまけに長い間通ってきてくれた患者さんも、年をとるし、亡くなっていきます。長い間開業してきた歯医者さんほど、そういう現実に直面して、自分の賞味期限も切れはじめたかなという思いに駆られているに違いありません。うまく後継者を育てないと、若い先生以上に大変です。他人事ではありません。

　このことは歯科医だけでなく、あらゆる職業においてそうかもしれません。企業環境は、いま現在、おしなべて大変に悪いのです。伸びているのはユニクロだけでしょう。まあまあの品質で低価格。消費者にとっては、ある意味で福音ですね。しかしみんながみんなそういう指向で進んでしまうと、マクロでみれば、縮小再生産ということになります。高額だがほかにない優れた品質のものが評価を受けないという社会は淋しいものです。車や電気製品のように大量生産できるものなら、価格の低下は可能だし、現にそうだけれど、人間が直接自ら大部分において手を下さざるをえないもの、あるいはその手が結果を左右するものは、仕事そのものが危機にさらされます。場合によっては消滅してしまうかもしれません。

　芸術文化、手作りによる文化、極端にいえばそういうものすべてが危機に直面している社会、そういえるかもしれません。

　医療はもちろん科学技術の進展によって、特殊な医療だったものがかなり普遍化した医療に進化して、一般の人々が先端医療の恩恵にあずかることができるようになりましたが、歯科医療に関する限り、依然として手作業によるものが圧倒的に大きな部分を占めていて、大量生産、流れ作業というわけにはまいりません。相変わらず"たたき大工から宮大工まで"というのが現実ですね。

問題は世の中が宮大工を欲するかどうかです。
　「美しく健康的で予知性の高い一口腔単位の治療」というのは、やはり"宮大工"を指向する人でないとちょっとむずかしいですね。学術知識もテクニックも経験も、そして美意識も、人並み以上でないと結果はあまりうまくいきません。
　しかし世の中はそう捨てたものでもありません。かなり数は減っているけれど、やはり質を求める人はゼロではないんですね。必ずいるはずです。ただしこういう人は広告したからといってすぐ現れる人ではありません。ほとんどが信頼関係のなかでの"クチコミ"ですね。ただ困ったことに、どこから現れるのか想像がつきません。予想もつかないところの線で急に現れます。しかも大した肩書きでもない人が、こちらの説明した呼吸に合わせたように、質というものの重要性にうなずくのです。繰り返しますが、高品質なものを要求するのは金持ちや肩書きのある人とは限りません。ごくごく普通の人が、いわゆる高級な補綴物に納得してしまうケースが多々あるんですね。そしてそういう人が20年、30年と通ってくれるのです。
　そのためには、差別はもちろん区別することなく、日常のなかで高度な医療を淡々と行うしかないのです。そしてそれを行うためのシステムを難しいけれど作るしかありません。前項でOSについて述べたのも同じことをいっているのです。
　してみると、診療環境とは、かなりの部分自分の能力に合わせてできてくるんですね。あながち社会環境、経済環境のせいだけとはいいきれません。人間の個人の能力が、人間関係のなかで人を呼ぶのかもしれません。そしてそれが環境となるわけです。
　わたしもいまだに薄氷を踏む思いで毎日を過ごしています。この年になっても、これで安心というところはありません。世の中は常に変わるからです。経験というものもあまりあてにはなりません。自分をかろうじて支えてくれるものは、"質"というものへの努力だけかもしれません。

Chapter 3 開業

18 診療環境　その2

　診療環境というのは、診療所の外部環境だけではありません。診療所そのもの、診療所内部も当然のように環境です。

　不思議なことに、診療所の場所や診療所の形、デザインは、そこの先生の人間性そのものをいつの間にか表現しているものです。

　それは各地域のホテルや旅館のありようによく似ています。その経営者の考えや経営のあり方がそのままホテルや旅館に反映してしまうんですね。ほどよい広さと品のよいゆったりとしたたたずまい、清潔な調度と気配りのあるサービス、洗練された空間とそれに包まれた憩いのひととき。かつての団体旅行に飽きた人たちの旅というのは、やはり非日常の空間に安らぎを求めるものです。

　診療室にやすらぎを求めるというのは、少し変ですが、しかしそこには安心感と、より高度な医療を与えられるはずだという期待感につつまれる、ある種やすらぎに似たものがあるんですね。

　もちろん需要と供給の関係というものは、大いに影響を与えるのは当然としても、情報さえ与えられれば、かなり遠くからも訪ねてくるものです。それはひとえに高度な医療というものを享受したいという願いからです。そしてそこには高い医療技術だけでなく、医院のたたずまいや空間のデザイン、そしてもちろんスタッフの対応も含まれます。

　遠くから訪れる理由は多々あるでしょうけれど、そこには単なる口腔機能の改善だけではない、医院のかもしだす雰囲気とか、スタッフの心遣い、そして最も重要な先生への信頼感と相性、こういったものがわざわざ遠くから足を運ばせるのだと思います。

　建物のつくりというのはあながち豪華である必要はありません。大理石やシャンデリアが人を呼ぶわけではありません。なんといってもやはり人が人を呼ぶんですね。人の心が！

　そしてそこに訪れる人の心の琴線に触れたとき、再訪が約束されるというわけです。だからそこに訪れる人にとって必要な広さがあればいいのです。同時に訪れる人にもスタッフにも気持ちよくデザインされた空間と、動きや

すく設計された動線があれば事足ります。あとは少々のゆとりでしょうか。

こうして考えてくると、医院と旅館やちょっとしたホテルが似たようなものだと思えてきます。

もっともそれは無理からぬことです。

なぜなら病院(ホスピタル)もホテルも語源を訪ねると、同じ言葉からでているんですね。

もともとホスピタリティーhospitality(もてなし)もhospitalもhotelもラテン語のhospes(歓待する、もてなす)からでた言葉で、13世紀にhostel(寄宿舎、寮)という言葉ができ、さらにhotel、hospital(病院)という言葉が生まれたといわれています。

つまり旅館も病院も癒しであり、もてなしなんですね。

そうなると必然的に存在理由も存在目的もわかってきます。コストパフォーマンスの許す限り、本来の目的を目指せばいいということになります。

ただ言うは易いが、行うのは大変です。高度な戦略や戦術が必要なのは当然でしょう。PR(プロパガンダ)も必要ですね。

そのなかにあって、絶対に忘れてはならないのは、高い志だと思います。ともすればくじけそうになる自分と戦うのが、実は一番大変なのかもしれません。

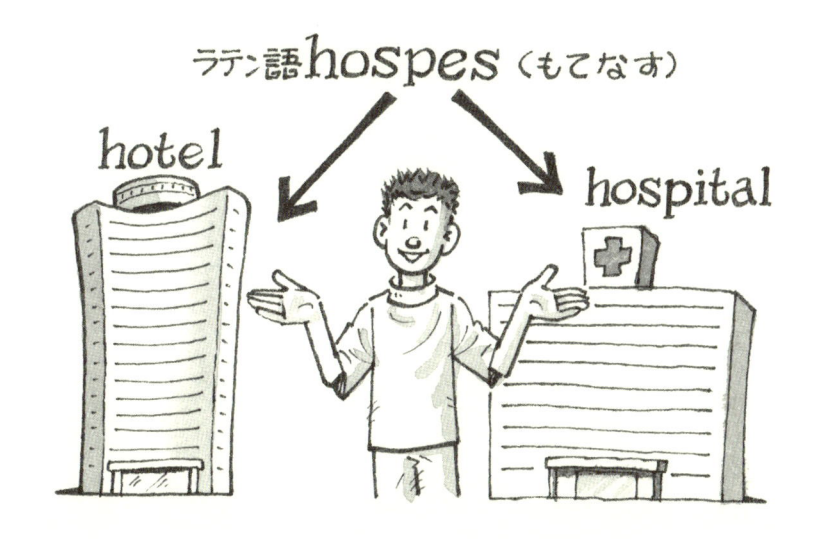

Chapter 3 開業

19 診療環境　その3

　今回は、少し話題を離れて、「三つ星レストラン」の話をしましょう。

　いまではミシュランの"星"も、東京や京都・大阪にでてきて、ここ数年話題を作っているのですが、10年ほど前までは、やはりフレンチといえば、フランスのレストランが本場で、その味はなんといっても格別でした。わたしもたびたび"星"を求めてフランスにでかけました。

　いまではご存知の方も多いと思いますが、"星"をつけているのはタイヤメーカーのミシュランで、星印以外に帽子印で格付けをつけているところもあって、格付け表というのはたぶんフランスだけでも4～5種以上あって、そのなかでもっとも有名なのがミシュランなのです。

　星一つ、星二つ、そして星三つというのがミシュランの格付けで、星一つというのは、そこでしか食べられない、という意味です。星二つというのは、回り道してでも食べに行きなさい、という意味ですね。そして星三つというのは、旅をしてでも食べに行きなさい、という意味です。

　フランス中にどれくらいの数のレストランがあるのか見当がつきませんが、三つ星というのはフランス全土で25、26軒で、パリにあるのはそのうちの5、6件です。しかも毎年ふるいにかけられるから入れ替わります。三つ星を維持するのは大変です。

　東京の三つ星は結構あって、ずいぶん大盤振る舞いにしたものだと思いますが、別の角度からいえばわが国の食文化が著しく向上した証拠でもあって、喜ぶべき現象なのかもしれません。音楽や美術への関心とレベルの格段の向上と同じように、食文化の向上は、数十年前とはまさに格段の差だと思います。事実、実際に星付きの和食でもフレンチでもイタリアンでも、本場に引けをとらないほど美味なのですから。

　ところでパリの三つ星でこんな経験をしたことがあります。

　超一流のレストランですから、もちろんウェイターはたくさんいます。でも食事中はあまり視角に入りません。つまり邪魔にならないのです。それでいて、こちらが何か欲しいなと思ったとたん、何か御用でしょうか、とすっとウェイターが寄ってきます。驚きました。目に入らないところから、しっ

かりこちらに気を配っているんですね。美味なることと一緒にウェイターの動きに感心いたしました。さすがに三つ星なんですね。

そして帰り際には、預けてあったコートを間違えずにすっと着せかけてくれます。美味しいだけでなく、内装も客の雰囲気も、そしてウェイターの心遣いも一流なのです。

日本もかつて一流の料亭といわれるところはそうでした。世界中サービスというのはどこでも同じなんですね。

歯科医業も煎じ詰めればサービス業ですね。こびる必要はまったくないけれど、威張っていられる御時勢ではありません。医業におけるサービスというものを真剣に考えなければいけない時代なのです。

そのためには一度、三つ星レストランや三つ星の和食や中華にでかけられるといいでしょう。もちろんかなり高価だけれど、訪れただけのことは必ずあります。

金属焼付ポーセレンやインプラントや金属床義歯を薦める以上、一流とは何か、高級とは何かを知っておく必要があります。そのためにはベンツだけでなく、ちゃんとした高級ブランドの品を体験しておいた方がいいでしょう。なぜ、エルメスやシャネルやヴィトンが一流なのか、こればかりは一流のものを体験してみないと理解が難しいでしょう。

そしてぜひとも一流ブランドの一流たるところを見習った上で、金属焼付ポーセレンやインプラントをやるべきだと思います。なぜなら、それは高価であり、高価である以上、それにふさわしい値打ちがなければならないのですから。

とにかく一度高級なものを体験することをお勧めいたします。下手な講演会よりもずっと勉強になるかもしれません。

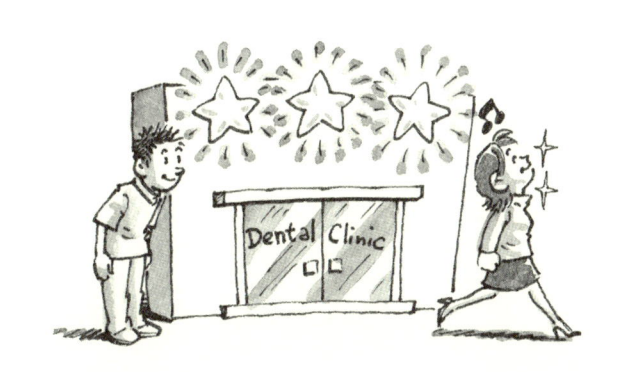

Chapter 3　開業

20　スタッフ

　誰でも同じようにいうのはスタッフの重要性でしょう。「人は石垣、人は城」という言葉にあるように、どんな仕事でもそこにいる人によって決まってしまうんですね。歯科医院も例外ではありません。
　歯科医師も含めスタッフの力量が仕事の量も質も決めてしまうのです。もちろんそこの中心にいる人の考えは、陰に陽に隅々にまで影響していって、あらかたそこの雰囲気、流れを作ってしまいます。
　ですから第一に重要なのは院長の考え方、仕事に対するコンセプトです。どこを目指すのか、どうありたいのか、院長自らの姿勢がはっきりしないと医院の態勢ははっきりしません。これがむずかしいのです。
　高望みしても、事態は動くわけではありませんが、志の高さというものは大切です。やはり知らず知らずにスタッフに伝わっていきます。毎日流されていけば、流され続けて、毎日がなんとなく過ぎていきます。ある意味でそれはすごく楽なことなので、流されていることを自覚せぬうちに時は過ぎていくんですね。
　当然、スタッフも毎日同じことの繰り返しのなかにいます。
　人間気が楽な方がいいから、それはそれでいいのですが、世の中が急変するとその体制が世の中についていけなくなります。そうなると大変です。本当です。
　高名な先生をみていると、共通していることは、そこで働いているスタッフ、とりわけ助手とか衛生士とかが長いこと変わらないんですね。相性が合うのか、大事にされているのか、もちろん能力が抜群なのでしょうが、とにかく10年以上続いている人が多いのです。しかもスタッフが皆さんそこの医院に誇りを感じているのです。やはり院長の人柄、魅力なんでしょうね。
　ですからみていると、自然体で気配りよく全員が見事に動きます。よく教育されているんだと感心いたします。
　スタッフにとってもっとも重要なことは、仕事に対する理解と、スタッフそれぞれが受け持つ内容の把握とそれに対応する動き方ですね。さまざまな事態に機敏に対応するというのは至難の技（わざ）です。頭だけでなく、身体がそれ

についてゆかなくてはならないのですから。

　ですから医院を設計するときに重要なポイントの一つは、スタッフや患者さんが動くときの動線のあり方でしょうか。これがうまくいかないとつまらないことにエネルギーがさかれます。

　それからスタッフの配置についてちょっと一言いえば、受付の重要性でしょうか。

　そこでは患者さんとの応対はもちろん、予約を決めたり、診療の料金の計算や受け取り、さらには電話でのやりとりがあるわけです。

　この受付によく新人を置く先生がいますが、それはおやめになった方がいいでしょう。もちろん人にもよるし、能力もそれぞれだし、第一やむをえない場合もありますからなんともいえませんが、受付というのはその医院のいわば最初の入口、つまり顔のわけです。できたらベテランがいいのです。応対というのは、その医院のコンセプトや流れや患者層やつまり全体がよくわかっているベテランが望ましいのです。できたら古い患者さんの顔や声を知っている人がいいでしょう。電話の声だけで相手をすぐさま思い出せるというのはすごいことですから。

　それから予約という業務というのも、実は大変難しいことですね。

　第一に次の診療の中身が大方何であり、どのくらいの時間を要するかということを受付の人は知っていなくてはなりませんし、もう少しいうと、その患者さんの性格もある程度つかんでおく必要があります。鷹揚な人か、せっかちな人か、時間に正確か遅れがちか、ときどきすっぽかすか、そういうことなど考慮に入れて予約をとるんですね。

　それに患者さんと世間話もしなくてはならず、時には苦情も受け付けることもあります。ですから受付は実は大変頭のいる仕事なんですね。

　こういうことを何とかこなす人をベテランというんでしょうね。

　こんな人がいたら鬼に金棒ですが、そうそういるわけがありません。人をよく選んで、根気よく育て上げるしかありません。そしてそのためには、院長自らのコンセプトがしっかりしていることが第一条件なのです。

Chapter 3 開業

21 歯科助手

　受付や歯科助手というのは、たいていの場合女性ですね。なぜ、女性なのかといえば、こういう仕事には古来から女性が向いていました。つまり適正があるということでしょうね。
　とにかく最初の入口とか、雑多なそれでいて必要な仕事には、ソフトでしかも機転が利く女性が一番ふさわしいのかもしれません。秘書に女性が多いのは、そういうことなのでしょう。
　歯科助手というのは、専門職の歯科衛生士と違って、雑用が大変多くあります。しかもこれまた重要な仕事なんですね。仕事に必要なものをそろえたり、バキュームを握ったり、患者さんを導入したり、ある意味で歯科医と一体となって仕事をしているわけです。機転が利かなかったり、タイミングが悪かったりすると、仕事に支障が起こりやすくなります。それに担当の歯科医にいえないことを、助手には話しやすいという立場でもあります。まあ患者さんと歯科医のつなぎ役ともいえます。
　ですからソフトな感じで、なおかつ機転の利く女性が一番なのですが、そうやすやすといるわけじゃありません。たいていまあまあのところでやっているわけです。
　しかしうまくはかどるようにするには、目に見えない教育というのも大事なことで、だんだん医院の雰囲気になじませ、しかも積極的に動くように仕向けていかなければならないのですから、院長の仕事も楽じゃないんですね。下手にやると反発を買うだけですから。
　秀でた助手というのは、歯科医師と阿吽の呼吸でことが運べる人なのですが、相当のベテランでないとそうはなりません。
　ベテランにするには、やはり長くいてもらわないといけません。そのためには選んだ以上、家族同様に大事にすることです。大事にされていると思えば、誰だって一生懸命になります。わたしたちの仕事は、いわゆる企業の仕事役割と違って、少人数で全体を効率よく動かさなくてはいけませんから、いろいろなことが重複したり、補い合ったり、時間もそう正確には進行しないことも多いわけです。時間や仕事の領域をきちんとするのも大事ですが、大企

業のように割り切るのは禁物です。零細企業というのは、何よりも"家族"なんですね。このことは、時代遅れでも何でもありません。いまも昔も心の底では変わっていないんですから。

　歯科医院の整理整頓は、たいてい助手の仕事ですし、待合室に花を活けるのも場合によってはそうですね。在庫管理もそうかもしれません。カルテの整理も助手の仕事の場合が多いようです。だから考えると歯科助手というのは大変な仕事なんですね。カラダが動いて、しかも頭の回転が速くないとなかなかスムーズにいきません。資格は必要はないけれど、考えてみれば大変な仕事です。仕事ができるだけでなく、歯科医院内部の人たちはもちろん、患者さんとも上手にやっていかなくてはなりません。

　この患者さんと上手に付き合うということの重要な要点の一つに、うまく雑談ができるという能力を上げたいと思います。何しろ世間話はもちろん苦情の受付から、趣味の話など多岐にわたる場合が多いのですから。

　もちろん患者さんに好かれるということも大事ですし、女性らしいきめこまやかな対応も重要です。センスのよさや品のよさもそうですね。そしてさらに重要なことは、雑談のなかに豊富な知識や教養の深さが垣間みられたら、もういうことがありません。

　もうおわかりだと思いますが、これらのことは実は院長自身の反映なんですね。彼女を選ぶのも教育するのも院長の人柄なんですから。

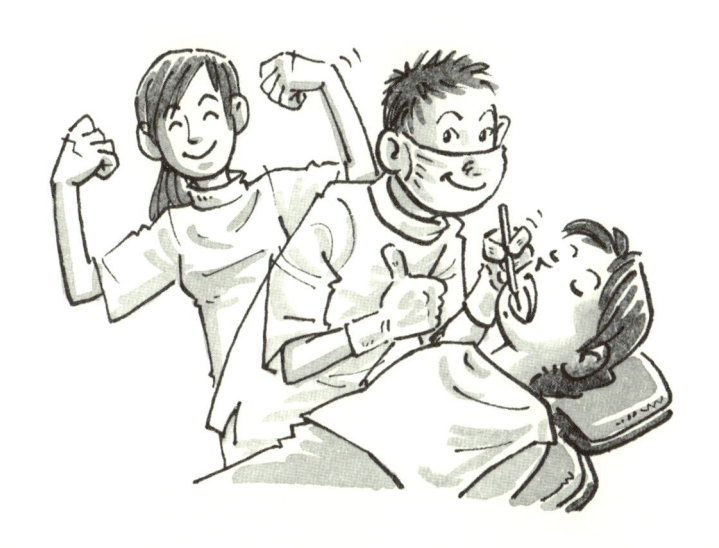

Chapter 3 開業

22 流れというもの　その1

　仕事には一つの"流れ"というものがあります。特別に意識して作りだすわけではありませんが、いつの間にか自然とできてしまうのが流れというものでしょう。その医院の雰囲気というのもそうですが、知らず知らずにできあがっていて従業員が変わったりすると、ちょっと変化したりするけれど、いつの間にかやはり元の状態に戻ってしまう。長い間にできあがるものは、やはりその方が居心地がいいのでしょうね。それが一番無難な状態だと誰もが思ってしまうものです。

　だから医師、スタッフと患者さんとの関係も、流れのなかで作られていくわけです。もう少しいうと、これに院外の技工所が加わった関係にしても、流れのなかで処理されていくわけですね。

　ところで突然変なことをいって申し訳ありませんが、支台を形成し、印象した後、どうなさっていますか。寒天印象ならすぐに石膏を注がないとダメですが、シリコーン印象材なら少々ほっといても変形しませんが、石膏はどなたが注ぎますか。院内技工士がいれば別ですが、そうでなければ石膏の注入の仕方によっては、模型は微妙に硬さや膨張が変わります。

　そして咬合採得と組み合わせて、咬合器にセットしてみなければ、実は咬合関係は術者には読めないはずです。いわんや片顎印象では、単冠にせよ、作業側はともかく平衡側の咬合は読みとれないでしょう。

　基本というのが、"流れ"のなかにきちんとあって、それが日常化していることが大切なんですね。

　実は形成の仕方にしても、印象や作業模型の製作にしても、その中身をちょっと変えるだけでも大変なエネルギーとテクニックと視る目の確かさが要求されます。印象のための二重圧排を考えただけでも、時間とテクニックが必要なのはおわかりだと思います。だからといってスタッフをいかに効率的に動かすかということが頭のなかにありすぎると、本来医師自らがやるべきことがスタッフの方へと仕事が移動することが多々あります。さらに技工ということになると、かなりの部分技工所任せということが起こりうるようです。

たとえば前歯部補綴の際の形態修正、全部床義歯の前歯部排列、患者さんの顔をみていない院外技工士には本来無理なんですね。いわんや咬合挙上が必要なケースなど、歯科医師自らやらないと、顔貌が貧しくなりがちです。審美的な問題が絡む以上、技工所任せというわけにはいきません。

　考えてみると、"流れ"ということは、いろいろなところに関わってくるんですね。歯科医師自らの資質、コンセプト、気質というものがいつのまにかスタッフを巻き込んで、その医院特有の流れを作り上げていきます。

　次から次へと、流れるように患者さんを処理していく先生から、個室で一対一でじっくりと患者さんに向き合う先生まで、現実には多種多様な歯科医院が存在します。患者さんの方もそれぞれ自分の条件や好みや相性みたいなもので歯科医院を選ぶし、ダメなら別の医院に移るということをやっているわけですね。歯科医院もそれぞれの流れを形成しながら、お互い棲み分けしているというのが現実です。

　そしてこの流れ、いわばマンネリの状態から少しでも抜けだそうと、ある日学術講演会にでかける決意をする先生もいれば、所属する会の仕事に精をだす先生もでてきます。もちろん流れのなかに身を任せている先生もいるわけです。

　しかし社会に一つのさざなみが起き、いつの間にか大きな揺れが続いてくると、流れが社会に適応しづらくなってきます。そのときが問題なのです。

　実はどの企業でもそうですが、流れを冷静に眺める目というのが重要です。車だって家電やカメラだって頻繁にデザインを変えるように、社会の変化や進展を先取りして、流れの方向を微妙に変える心構えが院長には要求されるんですね。

　細心にして大胆な変貌というのは、大変な作業だし。エネルギーが要ります。いったんできあがった流れを変えるのはもちろん大変です。しかし医院を存続発展させていくには、医学の発達はもちろん、社会の微妙な変化にもすばやく対応できる能力、資質が要求されます。わたし自身体験してきたことだからよくわかるのですが、自分を変えることぐらい大変なことはありませんね。賞味期限をどうやって伸ばすか、とにかく成功体験というのはあんまりあてにはなりません。逆に害になるということをお忘れなく。

23 流れというもの　その2

　前の頁で歯科医院の"流れ"について述べましたが、一般の会社でいえば"社風"みたいなものですね。自然とできあがってきた組織特有の雰囲気とでもいいますか、いうなればパラダイム、枠組みというべきものでしょう。
　この流れ、枠組みを考えてみると、実はよくわからないものです。日本には日本特有の流れというものがあるらしいのです。社風というものは、それぞれ微妙に違いながら、全体をみると日本には日本特有の、とりわけ欧米とは違ったパラダイムが存在するらしいのです。
　言語が違うんだから考え、行動も違うのはあたりまえといわれればそうですが、それ以上に日本には固有のものがあるらしいのです。
　ひとつには日本特有のあいまいさです。意識して取り決めを作っておかない限り、何となくあいまいのうちに流れていきます。以心伝心というか、阿吽の呼吸というか、何となくお互いがわかっており、気配で何となく察するのです。それがわからない人間は、いま流行の言葉でいえば"KY"つまり空気が読めないダメな奴ということになります。
　前回はコンセプトの重要性を述べましたが、実をいうと最初からしっかりしたコンセプトをもって行動する人はめったにいません。まあ何とかやっているうちに、コンセプトを作っていくんですね。結果論だけれど、成功した人ほどそのコンセプトはしっかりしているし、目的もかなりはっきりしています。
　結果論だというのは、成功者の過去をたどっていくと、若いときから特異な志、あるいは目的、コンセプトを持っていた、ということなんですね。もちろん成功しなければ、そういわれません。当然のことながら、志は高くても、能力や運が伴わなければ、まず成功しません。世の中結構過酷なんですね。いわんや志がない人はまあただの人で終らざるをえません。
　このあいまいということは、いま始まったことではなくて、「和をもって尊しと為す」の聖徳太子以来だといいますから、筋金入りです。神仏習合などその典型ですね。あいまいのうちに何でも取り込めます。人間関係でも、丸いものも、尖ったものでも丸めて内部に取り込めます。"足して二で割る"

というのも生き方の一つです。清濁併せ呑むのが大物の証拠で、いちいちうるさいことをいうのは嫌われました。

このあいまいさというのは、おおらかさともいうんですね。組織のトップに立つ人は、このおおらかさを身につけた人でないと、人気はでません。普段は大目にみているけれど、いざというときには断固としてやるぞ、というのがトップに求められる資質なんですね。

志と意志の強さがなぜ必要かというと、いったん流れができてしまうと、居心地が良くても悪くても、流されてしまうからです。あいまいさのなかで大方成り立っているから、内部だけの力では修正が利きません。常に外部の状況に気を配り、志実現のためにその変化に対応して動ける柔軟さと行動力をトップは常に保持していなくてはいけません。志を高く保つためには必須のことです。もっともそんな人はめったにいませんから、成功者もそうはいないというのが現実なんですが。

このあいまいさのなかで、「文化論」風にいえば、日本特有の"親分子分"の人間関係や、"縦割り社会"が生まれます。"義理や人情"というのもそうですね。ちょっとした組織では、派閥が生まれ、"タコツボ"のなかにじっとおさまる。要するに、その状態の方が安心感があるからなんですね。

この"流れ"を変えるのは、"黒船"の到来しかないといわれています。外界に吹きすさむ嵐がやっとわたしたちを動かすようです。トップの真価が問われるのは、その時です。リーマンショック以来の不況の風にどう対応するか、しかしその処方箋はまだ誰にも書けていないようです。

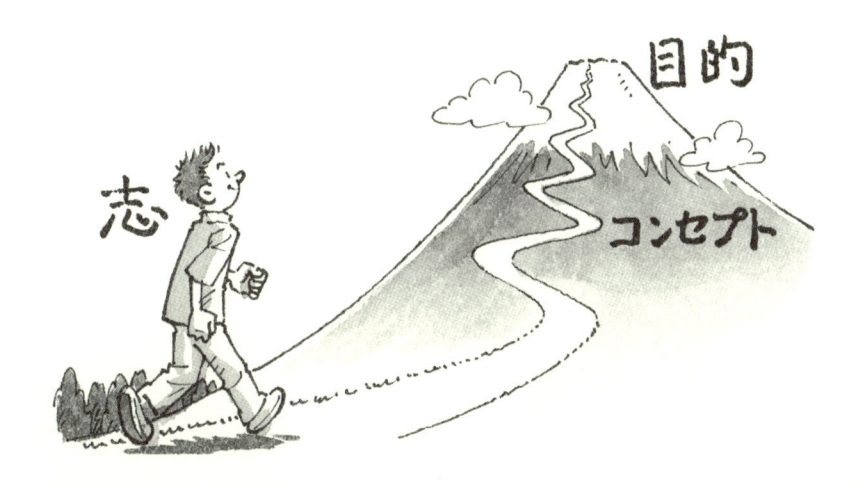

Chapter 3 開業

24 歯科医院の構造　その1

　どんな診療室がよいのか、たぶん答えはないと思います。
　なぜなら、それぞれまったく条件や状況が違うのですから、現実というのはそれぞれがそれぞれの現実の状況に合わせて診療室を作り、時代の流れのなかでうまくそれなりの適応をはかりながら動いていく、それが実際なんですね。多少具合が悪くたって、人間というのは慣れというものがあって、いつの間にかうまく流れていくんですね。
　不思議なことに患者さんの方も通っているうちに診療室の流れに慣れてしまって、何となくあたりまえのような顔をして通ってくれるものです。おそらくその診療室にあった患者さんが来てくれて、バランスがとれるんですね。その地域にいろいろ診療室があっても、それぞれがうまく棲み分け合ってやっているというのが現実でしょう。それほど極端な偏りというのがないのが現実です。
　ところで診療室の構造というのは、大きく分けると、大きな部屋に何台もの診療台を置くタイプ(大学などがそうですね)と、部屋を個室に分けて、それぞれに診療台を設けるタイプに分かれますね。そしてその中間にパーテーションで分けて一応独立を計っているタイプと、その3つが主なタイプです。もちろんどれがよいかは、それぞれのコンセプトやモチベーション、それにそれぞれの懐具合もありますから、何ともいえません。
　ただわたしたち個人の診療室で仕事をする場合は、理想的にいえば個室タイプがよいようです。患者さんとは一対一になれますし、その部屋でだいたいのところは完結するようにすれば、医師・スタッフともどもあまり動かなくてすむし、集中もできます。それに患者の秘密も保てるというわけです。その結果、患者さんとの関係も濃密になって、付加価値の高い高度で先進的な治療も増えていきます。
　もちろん付加価値の高いものは、医師・スタッフの能力もそれに見合ってなくてはいけませんから、個室だからそうなるとは限りません。それに時間的余裕も十分にないと、個室という利点は生かせません。予約をとるときに、その辺をよく考えないとプラスの効果は期待できません。

わたくし事になりますが、わたし自身の場合は、個室のほかに"リビングルーム"があります。あと技工室と台所と。

　リビングルームはスタッフはもちろん、患者さんもよく入ってきます。プライベートルームですから、そこでは歯の話はいたしません。患者さんと趣味の話や世間話、文学、美術、音楽、映画や旅行の話など、結構楽しい話をするわけですが、そこでの話というのは案外重要なんですね。話が弾んだりすると、仕事以外にもう一つ大きな信用のパイプができあがります。ですから仕事がものすごくやりやすくなります。

　このリビングルームは、開業当初からありますから、そこで毎回話し込んで帰る患者さんは、もう数限りなくいます。重要なことは、入りやすくつくることです。決して隅の方に部屋を一つつくるということはしない方がよろしいでしょう。

　よく真似をしてつくる先生はいるんですが、あまりうまく機能していません。なぜなら、もったいないからと、そこをコンサルティングルームにしたり、院長室なんて札をかけてしまうんですね。そうなるとオソロシイから誰も入ってきません。それに仕事以外の幅広い話題を常日頃心がけていないと、楽しくありません。仕事以外の知識や話題も案外重要な要件なのかもしれません。

　ところでBGMというのがありますね。わたしは必ずCDを自分で選んでかけています。だいたいがクラシックで、ショパンやモーツアルト、バッハがどうしても多くなるんですが、どうして自分で選んでかけるかというと、いま流れている曲が誰の何という曲で、何楽章か、演奏は誰かがわかっていないと気持ちが悪いからです。聞かれたとき答えられないと、ちょっと嫌ですね。それとこれは実は自分自身のために患者さんに断りなく勝手にかけているんですね。もちろん時にリクエストがありますが。

　リビングルームといい、BGMといい、ずいぶんと自分勝手な感じですが、すべてこれらは仕事を楽しんでやるためのものです。朝から晩まで肩を怒らせてやっていたら、仕事なるものが嫌になりますから。

Chapter 3 開業

25 歯科医院の構造　その2

　医師、歯科医師でも同じですが、重要な行動の一つに観る、観察するという行為があります。そしてその判断の結果、医療行為に移るわけですね。
　よく観るにはどうするか、行動するにはどういう動線がいいのでしょうか。病院にはたいていほぼ中央にナースセンターがあって、そこで情報管理をしているわけです。最近の情報機器によれば、離れていても情報は常に手に入ります。
　歯科医というのは、一般的には病室を持たないので、遠隔操作はまず必要ありません。直接患者さんに接し、診るわけですから、看るという行為はあまりありません。
　歯科医師そしてスタッフ、そして患者さんの三者の動きやすさと診察・診療のしやすさを考えると、やはり「その1」でも触れたように、個室での診療が一番ふさわしいように思われます。第一患者さんの秘密も保てますし、患者さんへの集中と一定の時間の確保がしやすいのです。
　いま集中と書きましたが、一人の患者さんに集中するには、実はさまざまな要件が必要なんですね。
　まず患者さんの口腔の状態の診断と治療方針、そして患者さんの要望と条件、こちら側の受け入れの条件があります。さまざまなものの組み合わせの上で、集中が可能となるわけです。あたりまえですけれど。
　患者さんの要望にしても、時間的事情、経済的事情、さらにアクセスの問題もあるし、どのくらい通院する必要があるのかという問題も絡んできます。それと保険治療なのか、自費治療なのかということもあります。治療が口腔全体に及ぶとなると、その連立方程式の解をみつけるには、ものすごい頭の回転が必要となります。まさにインフォームド・コンセントの問題ですね。
　こういったことをうまくお互いの納得の上で診療を開始するのですが、こういったことを行う上でも個室が一番いいんですね。
　よく大きな治療室に椅子をたくさん並べて、歯科医師の方が跳びまわっているといったやり方をする先生がおられますが、こういう治療の仕方では、集中はちょっと無理です。思うに効率も思ったほどよくありません。数こな

しになってしまうからです。

　前にも触れましたが、アポイントは非常に重要な仕事になります。とにかく必要な治療に集中するためには、何といっても一定の時間が必要なのですから。そして十分な時間を確保した上で、初期治療や緊急の治療や状態の解説、さらにどういった状況にあれば理想的なのかを説明するわけです。こういったことは、患者さんの信用と信頼をえる上で非常に重要なことですね。

　おそらくわたしたちが最も苦労するのは、治療手順や治療テクニックもさることながら、わたしたちの考えた治療方針や、一つの理想的と思われるゴールへと、患者さんの信用と信頼をえながらどういう具合に進めていくかということでしょう。

　長い診療の経験から申し上げると、決して功をあせってはいけません。結論を性急にだしてはいけないということです。信用をえるための一つのポイントは、やはり他所では経験したことがないであろうというほどの時間をかけたていねいな治療を、まさに時には手早く、時にはシコシコとやることにあるということです。

　抜歯やTEKは手早く、根管治療はシコシコと、そして常に毎回帰るときにはほぼ正常にみえる状態に戻して帰すということです。もちろん咬み合わせもそうです。これの繰り返しが、信用を獲得するんですね。とりわけ痛くないことと、審美性を常に回復しておくこと、これに尽きますね。

　間違っても、初診に近い状態で専門書の写真などみせて、「この歯はこうしましょう。こうするとこのくらいかかります」などといってはいけません。とにかくまだ十分な信用をえたわけではないのですから。そういう話は、信用を十分にえたと判断してから行うべきなのです。はっきりいって、たとえば患者さんが十分納得するTEKが作れなければ、先に進んではいけないのです。

　さて、こうしたていねいな治療を行うには、やはり個室の方がやりやすいのです。患者さんの方も"わたしの先生"といった感じになるのです。歯科医院の構造を考えるとき、まず自らのコンセプトと調和するのが一番大切なことですね。

Chapter 4 日常診療

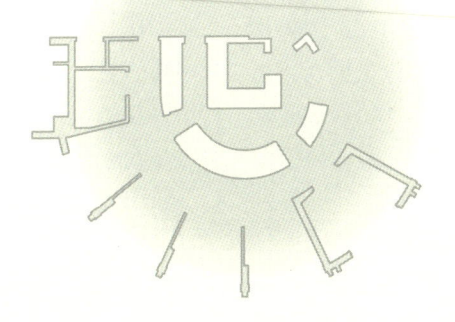

Chapter 4 日常診療

26 初診時に考慮すべきこと

　初診時に何をしたらいいのでしょうか。
　これはかなりパターン化していると思います。もちろん主訴を聴きます。つまりどこが痛いのか、しみるのか、歯に穴が開いているのか、噛みにくいのか、欠損があってうまく噛めないのか、前歯が変でカッコが悪いのか、現在治療されている歯が気に入らないのか、などなど訴えはたくさんあります。
　しかしわたしたちが最初にやることはだいたい決まっていますね。口腔のレントゲン写真を撮る、口腔の状況を欠損やカリエスや歯周の状態や補綴物の良否を含めて一応審査する、簡単な除石や清掃をする、さらに参考模型の印象をすることもあります。そして当然のことながら、痛いのなら痛い原因をいろいろ推測して、一応の鎮痛の作業をするわけです。もちろん投薬も含めて。
　ここまでは時間さえあれば誰でもやることですね。そしてこれらの作業や情況をカルテに書き込みます。
　ところで患者さんはどういう選別の上で先生のところへやってきたのでしょう。近いから、前に来たことがある、ほかの歯医者がみあたらなかったから、紹介つまり口コミ、何となくよさそうだったから、インターネットの口コミをみたから……。
　おそらくこのどれかに当てはまるに違いありませんね。そして来院する以上、一応の期待は、患者さんは誰でも持っているわけです。ただ以前来た患者さんならともかく、初めての人はだいたい恐る恐るくるわけです。ですから患者さんの思いはできるだけ感じとらなければなりません。ここにきてよかったな、とまず思ってもらわなくてはいけません。
　患者さんというのは、まず医院の雰囲気に敏感なんですね。玄関から待合室の様子、待合室にいる患者さんの様子はもちろん、受付の女性の対応の仕方、室内からもれてくる医師の言葉まで、まるで初めて入る旅館やホテルみたいですけれど。ホテルと違うのは、半ばしょうがないからきていることです。それだけに慣れている人以外は、まあナーバスになっています。いろいろなことに敏感なんですね。

初診時に一番大切なことは、訴えをよく聞くことです。ときに理屈の合わない変な訴えというものもありますが、まずは我慢して聞くことです。そして頭をフルに使って理解することに努めます。理解したらてきぱきとそれを解消する方法を考え、それを伝えながら処置に移ります。要は時間をかけ、なおかつその患者さんに集中します。やはりここにきてよかったと思ってもらうことが重要ですから、そう努力します。痛みにはとくにそうですね。

　処置するとき、次に大事なことは手際のよいことです。たとえば短時間のうちにTEKは何歯でもつくれなければいけません。もちろん噛めることと、自然感のある美しいTEKです。これがサプライズになります。サプライズが患者さんをリピーターに変えるのです。

　事実、欠陥のある前歯に悩んでいた人が、初診時にキレイな自然感のあるTEKに変わって帰れるとしたら、間違いなくリピーターになります。あるいは長い間我慢していた痛みから解放されたら、患者さんは感謝するはずです。

　ただし、わたしたちは魔法の手を持っているわけではありません。誰でもたちどころにというわけにはいきません。

　だから普段の勉強が大事なんですね。
　・診断力を高める
　・腕を確かなものにする
　・スピードを速める努力をする

　粘り強さと集中力こそが、一歩一歩そこに近づく手段です。こればかりは努力しかありません。

　もう一つ付け加えましょう。

　医師もスタッフもできたら雑談の名手になることです。上手な雑談は、患者さんの緊張を解きほぐします。初診時から談笑ができたら一人前です。無駄話も時には重要なんですね。

Chapter 4 日常診療

27 生命医療と生活医療

　そもそも歯科医療とは何であるのか、考えたことはおありでしょうか。
　一般の医療と比べてどうなのでしょうか。
　歯の治療が大事なのはわかるけれど、一般医療と比べて大事さ加減が違うのではないでしょうか。つまり軽くみられている！
　しかし、そう比較すること自体があまり意味がないんですね。でしたら皮膚科や耳鼻咽喉科や眼科は、内科や外科、いわんや心臓外科や脳外科に比べてどうなのでしょうか。それぞれがみな重要な科目なんです。
　ただ歯科と一般外医科は、免許制度が違うように、本質が少し違うのです。一般医科は"生命医療"なんですね。一方、歯科医療というのは"生活医療"なのです。
　一つのからだのなかで扱う部位が違うだけなんだけれど、そして歯科においても時に生命に関わる事態がないわけではないけれど、通常の作業は直接生命に直結することをしているわけではありません。"痛み"ということ、"噛む"ということ、"発音する"ということ、そして"みばえ"つまり"審美的な歯並び"ということに関して、主として仕事をしているわけですね。
　そしてそれぞれが、もしその治療がうまくいかない場合には、生命はともかく、日常の生活にとって大なり小なり支障をきたすことになります。いうならば"QOL"、"生活の質"ということでは、なくてはならない医療の分野なのです。
　口腔のもろもろの機能の問題に関しては、歯科が特化していて、一般医科ではまず手に負えません。歯科が唯一専門になるわけです。
　"生活のための医療"ということは、いまこそよく考えてみる必要があるようです。
　そもそも医療の歴史を眺めてみると、医療の歴史のなかではずっと"内科学"が中心であったのです。"外科学"というのは近世の産物です。"歯科学"というのは、もっと遅れて、たかだか100年ちょっとでしょう。
　これは何を意味しているのでしょうか。
　文化文明の進歩が医療の進展に大きく寄与していることを意味しているわ

けです。とりわけ文化文明の普遍化と大いにかかわりがあります。

　あらゆる医療は、薬物や医療機器を含めて、産業の発展に伴い発達を遂げていることは周知の事実です。もちろん経済の発展や、文明の向上による一般社会人の知識高度化がそれに拍車をかけました。高度医療の発展と文明の拡大と高度化は、パラレルになっているわけです。

　人びとは高度経済成長のなかで、生命の保存だけでなく、生活の質の向上まで医療に要求しはじめているんですね。気持ちよく、常に元気でカッコよく生きたい、と思うのがいまの人の考えです。それに対して、あらゆる医療がそれに応じざるをえなくなってきました。いまはそういう時代です。

　考えれば、歯科というのはその典型ですね。痛みをとり、噛めればそれでいい、というわけにはいかくなってきました。なんといっても若々しい美しさというものを歯科が要求されだしたからです。

　「審美歯科」というのは、以前、歯科においては邪道といわれていたものです。「美しさは科学にはなじまない」という理由からですね。しかし、その審美歯科が人びとの生活の質の向上への欲求によって認められ、むしろ逆に、その欲望が人びとの美的要求に応えるための器材技術の発展を促がし、歯科医療は一段と高度化したのです。

　つまり美しく健全な口腔環境を守るために、歯科は大変な努力をしたんですね。歯科は生活医療といわれるのは、そういうわけです。歯科は人間の生活の質を向上させるためには、大変重要な分野なんですね。

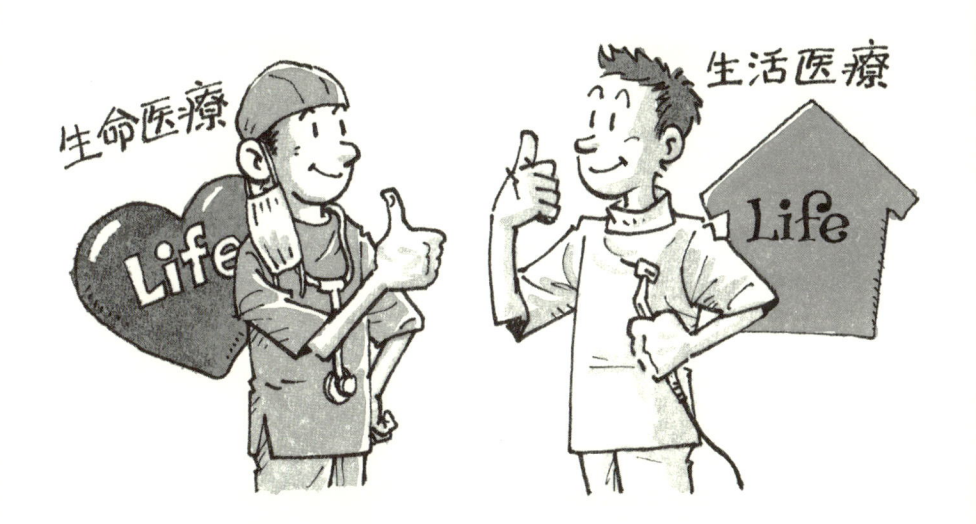

Chapter 4 日常診療

28 説明と同意

　あたりまえのことですが、あることを人に理解させ、納得してもらうということは、大なり小なりエネルギーを費(つか)います。

　納得しているようでそうでないことも多々あるし、逆にしゃべっている本人が実はよくわかっていないという場合もあって、ただそれでも普通は人間関係を何とか保っていられるのは、人間というのは通常はそれほど鋭く反応しているわけではないし、まあ適当な、ほどほどのところで何となくうまくやっているからで、大筋のところでお互いを理解し、何とかやっているわけです。

　利害関係がそれほど込み入らなければ、世の中はだいたいそれで流れていきます。いちいち争う方がよほどエネルギーを費いますから、何とかわかったような振りをしてその場をやり過ごす、というのが通常の生き方ですね。

　しかしわたしたちの仕事、医療という場合は、多少様子が違います。仕事が大がかりになり、費用も重なり、通う回数も多く必要となると、これは患者さんにとっては非日常のことであり、理解し納得しない限りなかなか先には進みません。わたしたちにとって大変なエネルギーを要する場面ということになります。

　インフォームド・コンセントとよくいいますが、とにかく説明し、納得してもらわないといけませんから骨が折れます。しかもこの場合、十分な科学的根拠に基づく説明を、素人にもわかる言葉で話し、かつそれをベースにした行為をしなくてはいけないわけですから、ただくどくどと言葉を重ねても意味がありません。しかも患者さんにとって、それが長い目でみて、いかにプラスになるかということも説明しなければいけないわけですから、まず自分自身がその論拠に確信を持ち、説得する言葉と熱意と自信を持たなければ、しゃべるほどむしろ逆に不信を与えてしまいます。歯科医師としての真価を問われる場面ですね。

　よく企業ではプレゼンということをやりますね。資料を提供し、映像を使って相手企業に説明し、納得させ、取引を成功させるための努力です。営業というのは、実に大変だなと思います。場合によっては、企業の浮沈に関わる

のですから。

　実は歯科医師とて同じです。常に今やっていること、これからやろうとしていること、さらにはゴールについての懇切丁寧な説明が必要ですし、かつそれらについて納得してもらわなければ、いまどきの医業は成り立ちません。

　不信を抱かれたら、そこから一歩も進まなくなります。これはお互いに不幸なことですね。不信を解くには、実に大変なエネルギーが必要だし、元に戻らないケースの方が多いのです。言葉の重みということを、いやっというほど経験なさった先生も結構おられることと思います。常に言葉と行為と科学的根拠と実現可能性について検証し続けないと、思わぬときに、思わぬ落とし穴にはまり込んだりします。わたしたちは常に慎重に、しかも懸命にやるしかないのです。ひたすら努力ですね。

　説得、納得というのは言葉だけではなくて、態度や振る舞い、物腰も大きなファクターです。もちろん言葉の選び方も、話す内容の順序も大事ですし、タイミングも重要です。視覚に訴えるということも、絵や写真やレントゲンや模型というのも大きな手段ですね。

　ただこれらの重要性というのは誰だってわかっていますが、じゃあどうすれば最も効果的かということは実はわかっていません。努力して失敗のなかで習得するしか残念ながらありません。

　ところで変なたとえで申し訳ありませんが、説得や納得というのは、恋愛中の男女に似ていませんか。恋をして愛を獲得する努力に驚くほど実は似ているのです。

　とにかく患者さんをこちらに向かせ、誠心誠意説明し、納得させるんですね。そこには心を動かす努力を積み重ねるしかありません。

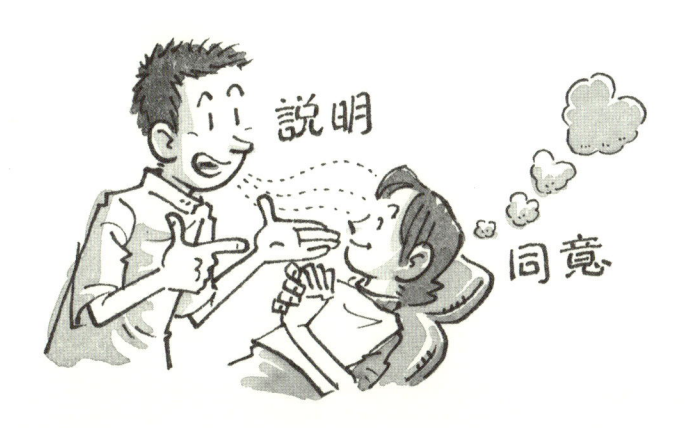

Chapter 4 日常診療

29 臨床レベル

　臨床におけるレベルとはどういうことなのか、ときどき考えてしまうことがあります。そしてそれに伴うさまざまな医療行為の範囲や限界ということも。

　以前ほどではないけれど来院する初診の患者さんを診たときに、若い人はともかく中高年の人の口のなかの全体が、整然とした状態に治療されているのを今でもあまりみないことに、少々考えさせられたりします。

　どこか変だから患者さんは来るわけだし、変なところがあってもおかしくはないけれど、それにしても2次カリエスができても不思議ではないインレーや、適合の極端に悪いクラウンブリッジや、不可解な設計の金属床義歯や、色や形態が不自然な金属焼付ポーセレンが並んでいたりすると、これをどう説明したものかと、かなり悩んだりします。

　そして不思議なことに、患者さんは案外これらの歯科的欠陥に気づいていないことが多いんですね。気づいても我慢しています。一般に、痛いとか前歯などがカッコが悪くて気になるかしない限り、まあまあのところは我慢してしまいます。自分から定期検査にきちんとくる人の割合はやはり少なくて、よほどのことがないと積極的に来院する人はやはり少ないんですね。

　ですから初診のときに口腔全体をよく観察し、個々の歯の状態はもちろん、咬合関係や歯列、顔貌との調和を含めて精査しないと、後々悔いを残すことになります。とにかくおおよその治療計画を作り、説明し、患者さんが納得した上で治療を開始しないと、費用も時間もかかることだから患者さんは途中で消えてしまいます。お互いに不幸なことですね。

　しかし後輩と話をして気づいたことは、患者さんの口のなかの不良補綴物を外すのはとても勇気がいるし、なかなかできないということでした。しかし不良補綴物や根尖病巣や2次カリエスは、どんな補綴物であろうが、たとえば金属焼付ポーセレンであろうが、それを壊して外さない限り治療は不可能でしょう。ですからやはり勇気を持って外さないといけません。

　ただしそれにはたくさんの条件があります。

　第1は、かなり高度な診断力と技術力があることです。精度の高い美しい

補綴物を作る技術力が要求されるわけですね。そして外したら、すぐその場で、やはり精度の高い美しい TEK を作って装着できる腕を持っているかということです。前歯だけではありません。臼歯部においても同じです。なぜなら治療中でもカッコよく、ちゃんと噛めないと困るわけですから。

　第2には、当然なことながら高度な専門的知識と、それをやさしく説明し、納得させる言葉を持っているかということです。態度、物腰、しゃべり方も含めてです。

　そして腕と言葉と雰囲気がちゃんと一致しないと、患者さんは消えるわけです。もう一ついえば、限られた時間内でそれらは行わないといけないわけですから、緩急自在に動ける能力も要求されるということですね。

　ところで、はじめに「おおよその治療計画を作り、説明し……」と書きましたが、治療計画を説明するのにも、しゃべるテクニックと順番が必要です。初診の患者さんにのっけからそれをやるというのは、相手をよくみてからのことです。まだ信用も十分にえていないのに滔々(とうとう)と治療計画をしゃべったら、まあたいてい逃げます。懐も押さえてしまいます。

　ざっと歯科的欠陥を指摘したら、除石をしたり、エンドをしたり、痛みを止めたり、とにかくシコシコとやることが大事です。そして同時に前歯部不良補綴物などをあっという間に美しい TEK に代えることができたら、あるいは本人がまったく気づいていない2次カリエスを発見してあげたら、それらがサプライズになって、一挙に信用は獲得できるはずです。あとはそんなに力んで説明しなくても、案外スムーズに治療させてもらえるに違いありません。

　とにかく十分信用をえたと思ってから、融通無碍(ゆうずうむげ)な治療計画を作り説明することが肝要です。あわててはいけません。何事もそうですが相手を十分手元に引き寄せて、それからじっくりとかつ緩急自在にコトを運ぶというのが肝要です。

　そのためにはエンドの根管形成や支台歯形成、美しくて咬合に耐える TEK の作製など、常日頃修練に励むことが重要なんですね。

　そう、1級インレーなどやさしいと思っている先生は多いでしょう。一度1級インレーをセットした後、印象して模型を作ってみてください。明らかにインレーのラインがでているようでは……。修練とはそういうことです。

　わたし自身、いまだに悩んでいるんですね。

Chapter 4 日常診療

30 患者さんの治療意欲

　「モノが売れない」、「高価なモノが売れない」という嘆きの声はあちこちで聞きます。とくにデパートがダメだといいます。売れているのはユニクロとかニトリとか、低価格商品ばかり。リーマンショック以来、それが激しいという声が多いようです。

　正直いってわたし自身もあまり買う物がありません。日常の消費材以外、目新しいモノがあまりみあたりません。つまり欲望を刺激するものがあまりないのです。買う人が少なければ、景気がよくなるはずはありません。中国が元気がいいのは、開発途上でまだまだ欲望の余地が大きくて、しかも人口がめちゃくちゃ多いからでしょう。

　ところで歯科という部門における消費というのはどうでしょう。

　口腔という器官は、たとえ懸命に歯を磨いていても、それでいつまでも半永久的に治療しなくていいというわけにはいきません。生きている限りいつかは修復しなくてはならない運命を持っています。熱力学第二法則でいうところのエントロピーに常に曝されている以上、何らかのダメージは常に起こるわけです。

　たとえ痛くなくても、カリエスや歯周病や顎堤あるいは関節の変化は微妙に起きているはずです。そしてある程度自覚されるようになると、歯科治療にやってきます。ですから潜在的消費人口というのは、一般商品と違って消えたり数量が減ったりということはあまりないはずなんですね。一般医科も同じです。しかも少子化といっても長生きで、年寄りが増えていますから、歯科を必要とする人口はむしろ増えているのかもしれません。

　しかし歯科が景気がよいなんてあまり聞いたことがない(一部では違うんでしょうけれど)のは、歯科医院がやたら増えたことと、社会全体の消費意欲が低下していることと関連しているのかもしれません。しかも消費者の意識が以前からすれば格段に高くなって、本当に納得しない限り歯科治療のなかで高級といわれる治療を受けたくはなりません。つまり"保険"でお願いします」という結果になるわけです。当然といえば当然です。

　こういう時こそ"違い"を示さなくてはいけないんですね。もちろん卓越し

た技術力と、長い目でみたコストパフォーマンスでしょう。自費治療というのは、美しくて、よく嚙めて、なおかつ長持ちをするだろうということで、それを希望するんですね。だから鋭い目で選択しているわけです。期待するイメージにあった医院にのみ治療を委託します。

　保険だからといって、ざわざわしているなかでほどほどの治療を受けている間は、決して自費治療まで心が向きません。期待値が高まらないからです。患者さんは熱心にかつ手際よく的確な治療をしてくれる先生を探しているんですね。わたしたちはごくごく普通の治療のなかで、患者さんに観察され、選別を受けているというわけです。

　しかし患者さんの要求にのみ従っているというのはいかがなものでしょうか。わたしたちは己の医学的良心に従って、これはやるべきだと思う治療は積極的に提案すべきでしょう。客観的評価に耐ええる限りにおいてですが。

　つまり患者さんの潜在的な意欲を掘り起こさなくてはいけません。そのためには日常の診療のなかで、期待値を高めなければなりません。まず第1には安心感、すなわち信頼度ですね。そして第2にはサプライズです。

　たとえばTEK、これはプロビジョナルレストレーションともいいますが、これが周囲の歯と調和して美しいことが条件です。よく「キレイなTEKを作ると、それで満足して患者さんが来院しなくなる」と嘆く先生がいますが、それは違います。TEKがキレイなだけではダメなんですね。TEKを入れることで、歯列も顔も見違えるほどに輝かなければいけないのです。"輝く"……それがサプライズです。それで期待値がぐっとあがって、患者さんもやる気がでてくるわけです。

　TEKを作るのを他人任せではいけません。それには高度なテクニックと咬合理論と、解剖学的知識と、さらに高度な"美意識"が必要なのですから。そしてもちろん巧みな会話も。

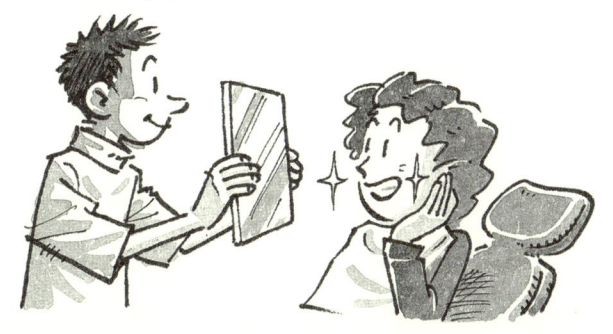

Chapter 4 日常診療

31 歯科におけるプレゼン

　最近よく"プレゼン"という言葉を聞きます。相手の心を動かし、その気にさせるための説明や提案をプレゼンテーション、略してプレゼンというんですね。もともとは広告業界の言葉で、クライアントに対して広告会社が行う「広告計画の提案」のことを意味していたのですが、広く一般にも使われるようになって、最近では東京都のオリンピック招致では、その"プレゼン"の有様がいろいろと話題になりました。いまでは自己アピールもプレゼンというそうですね。

　もちろん"プレゼン"は相手に対して説明したり、提案したりすることなのですが、しゃべり終わった時点で終わりではなくて、実際に相手の心を動かし、こちらの思った方向へと動かさないと意味がありません。動かなければ失敗です。ではどのようなときに人は動くのでしょうか。それは「説得」ではなくて、「納得」したときに人は動くのです。

　わたしたちの仕事でも原理は同じですね。患者さんを診ていろいろと診断し、問題点の有無を説明するのが一般的ですが、その問題点のなかで、今回はどの点を主として取り組むべきかを指摘するというのもわたしたちの日常の業務です。問題は、その問題点をどのような方法で解決していくか、その提示と説得と納得が医療におけるプレゼンなんですね。

　たとえば6̄欠損を考えてみましょう。

　これにはいくつかの方法があります。一本義歯か⑦6̄⑤のブリッジか、あるいは6̄のインプラントか、ブリッジでも金属冠なのか金属焼付ポーセレンあるいはオールセラミックスなのか、一本義歯でもワイヤークラスプか鋳造クラスプか、さらにいえば6̄が挺出していないかどうか、7̄が近心傾斜しているかどうか、全顎の咬合平面が乱れていないかどうか、咬耗しているかいないか、全顎の咬合の高さが正常かどうか、7̄5̄が生活歯か失活歯か、動揺の有無、歯周の状態、とりわけ歯冠-歯根比の問題、根尖病巣、歯槽骨吸収の大きさ、TMDなど。

　考えるとたった6̄の欠損だけで、これだけの問題点がざっとあがってきます。これらをかなり短い時間で考えなければならないのですから大変です。

いわれた方も大変です。時間と経費と回数、さらには治療の苦痛や不安などがでてきます。こうあげていったらきりがないけれど、わたしたちは日常の業務のなかで何となくこなしているんですね。

ただいわゆる"保険治療"ならばそれほどの複雑なプレゼンは通常なくても済むのが現実です。それがいわゆる入れ歯であろうがブリッジであろうが、こちらは大変でも患者さんにとっては最少の費用で済むからです。時間と苦痛は別として。問題は自費、つまりインプラントや金属焼付ポーセレンブリッジを提案した場合です。

何はともあれ、患者さんにとって一番関心があるのは、やった結果のメリットですね。噛めて、自然感があって、なおかつ長持ちすることです。コストパフォーマンスを期待するわけです。だからそうしなければならないのです。わたしたちの責任は大きいのです。客観的評価、セカンドオピニオンも含めてそれに耐えられなければなりません。

話を簡単にするために、6̄の欠損があり、骨植はまあまあで、ブリッジが適応だとしましょう。この場合、何からはじめますか。わたしだったらまず簡単な了承をとって5 7̄の支台形成をし、さっさと即時重合レジンでテンポラリークラウンブリッジをその場で作ってしまいます。痛くない限り根や歯周の治療はその後です。もちろんTEKは精密かつ咬合に耐え、しかも自然感がなくてはいけません。こうすればまあ大抵のものならば噛めるし、カッコもいい、その場で作れば患者さんにとってはサプライズですね。

それだけではありません。こちらにとっても、患者さんにとってもシミュレーションになるのです。こんな風に治るんだな、ということが即座に具体的に理解できるんですね。そしてその後で、シコシコと根管治療やカリエス治療や歯周治療をします。患者さんは何となく期待するんですね。

"プレゼン"はそれからでいいのです。もしある程度経済的余裕があり、TEKの効用と輝きに納得すれば、そのまま金属焼付ポーセレンになる可能性は大きいはずです(そうならなくても信頼だけは大きく残ります)。

もうひとつ。せっかく精密印象したのだから、技工所もよく選ばないといけません。わたしたちの意図を正確に読みとる技工士が是非とも必要なのです。

それから"プレゼン"とはプレゼンテーション+プレゼンスです。プレゼンス、つまり"存在"ですね。人間の存在があってはじめて成り立つのです。信頼がなくては納得はありえません。

Chapter 4　日常診療

32　アポイントシステム

　通常、わたしたちのところへ患者さんがくる場合、紹介であろうが何であろうが、最初は電話で予約をとるのがまあ普通ですね。それはあまり問題はありません。初診でだいたいの問題点がみつかり、治療の予測もざっとついたとしましょう。次の来院の約束はいつにするか、どのくらい時間をとっておけばいいのでしょうか。この次回のアポイントということで、実は大抵の歯科医院の特徴・システムは表現されてしまうんですね。

　もちろん症状や病態にもよりますが、1人の患者さんにどれくらいの時間が割けるかということは、その診療室のシステム、とりわけ1日何人の患者さんを診るかという問題と、1回あたりの診療の濃さみたいなものがはっきりと反映されるわけです。そして当然のことながら、治療をこの際きっちりと受けようと思うかどうかの患者さんサイドの判断というものも、ここで表現されてしまうんですね。そんなつもりじゃなかったと思う患者さんなら、次回の予約には少々あいまいな態度をとるでしょうし、やる気のある患者さんなら結構懸命な眼差しをするものです。

　それはともかく、引き受けた以上できる限りの治療をしなくてはいけませんから、それなりの時間をとる必要があります。そのとき1人あたりの時間を画一にして決めておくのでしょうか。それとも一人ひとり時間の長短を変えていくのでしょうか。さらには治療の進行の仕方もほぼ画一にシステム化しておくのでしょうか。あるいは一人ひとり融通無碍に変化させるやり方をとるのでしょうか。

　ほぼ画一的にシステム化しておくというのは、ある意味でスタッフや器材の準備も含めて合理的ですね。一応、通常の業務は流れるように進行していきます。予約のとり方も、通常は空いているところへ振り分けていけばいいのですから、それほど面倒ではありません。患者さんの都合さえ聞けばいいのです。こういうシステムをとっている医院はかなり多いんだろうと思います。来院数も平均していて、1か月あたりの平均点数(保険)もだいたい決まってしまいます。1年を通してだいたい予測がつくわけです。

　一方、病状や病態で時間や診療の進行に変化をつけるやり方は、毎回が変

則的だから医師もスタッフもちょっと気を使います。1人あたりの時間のとり方も次回やる内容に合わせてめいっぱいとったりしますから、予約のとり方も少々難しくなります。ただ1回にやる内容が濃いので、治療の進行速度は案外速いし変化も大きいですから、患者さんも治療されているという感覚はかなり大きいわけです。うまくいけば、満足度も大きいわけですね。

　ただしこういうやり方は、少数しか診られません。大勢を診なくても何とか凌げる先生でないと、ちょっと難しいかもしれません。予約をとる場合も、次回の治療が医師もスタッフもちゃんと頭に入っていないと具合が悪くなります。とくに外科的な治療の場合、次の日が休日では問題があったときに対処ができません。義歯を装着した場合でも、歯肉が痛いときにすぐ調整ができないと評判が悪くなります。つまりそれぞれの患者さんに合わせてアポイントの日時や内容を考えないと、緻密な対応がとれないわけです。

　とにかくきめ細かく対応しようとすると時間もかかるし、お互いが疲れます。それほどたくさんは、というより少数しか診られないのです。ですから想像できるように、これは主として自費治療を主体としてシステムを作っている医院の場合ですね。

　ところでわたしたちはよく講演会にでかけますが、考えなくてはいけないのは、講演会での講師というのはたいていが自費中心の先生ですね。歯科医療というのは、その進歩を担ってきたのは、たいていが自費治療なんですね。だからインプラントにせよ、ポーセレンにせよ、それらを担ってきた先生が講演会の講師となります。ですから講演会で獲得した知識を自分の診療室で実際に行おうとしたら、その技術や知識だけではなく講師の診療システムも取り入れなくてはなりません。通常の多忙な、それこそ次から次へと目まぐるしく診療をしているやり方では、緻密で高度な予知性の高い治療というのは、ちょっと無理かもしれません。

　前にも述べたことがありますが、つまりはOS（オペレーションシステム）の違いというものの理解から入らないと、あまりよい結果がえられません。結果として自費診療は増えないんですね。

　進歩というのは過酷なものです。それなりの時間と余裕と集中力と忍耐を要求されるのです。選ぶOSによって、それが決まってしまうから怖いですね。

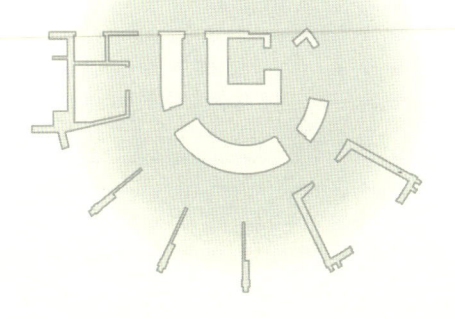

Chapter 5 先輩が教える臨床のツボ

Chapter 5 先輩が教える臨床のツボ

33 動機づけ

　これはもう習慣といってもいいのですが、毎日のように近くの書店にでかけます。何か面白そうな本はないかな、ということでいくわけです。CD屋もそうですし、デパートやブティックも結構でかけます。たまには目的の本やCDや服や靴を探しにでかけますが、大抵は何となくでかけて、そこで見かけたもののなかでとくに気に入ったものを手に入れます。

　人間というのは案外そういうもので、こういうのが欲しいなということはもちろんありますが、大抵は店内の目の前に並んでいるものや雑誌やテレビ広告などのなかから、自分の欲望に火をつけたものをやや衝動的に買います。つまり何らかの強い動機づけがそこにあって、急に欲しくなるわけです。

　売れる商品というのは、消費者の既存の欲望を反映して作るのではなくて、欲しいという声以前に、人の欲望を先取りして消費心理をかきたてるような魅力ある商品を作った結果なんですね。

　かつてソニーがウォークマンで成功したのも、アップルが"i"のシリーズ製品で世界を席巻しているのも、人間の欲望を新しく巧みに刺激したからですね。おそらく流行というものの本質はみなそういうものでしょう。つまり動機づけというものが必要で、既存のものにはない新しい夢がそこに広がるのを期待するのが人間というものなのです。

　わたしたちの仕事でも同じです。患者さんがいままで経験したことのない安心や魅力をスタッフやシステムに感じてくれたら、それも治療を継続する強い動機づけになるでしょうし、リピーターにもなってくれます。さらにはいままで経験のない治療の仕方をその医院でやってもらえたら、患者さんにとってはサプライズであり、一挙に信頼は倍増するわけですね。

　ただ考えてみると、歯科医の側からみれば案外サプライズというものは、あちこち手の届くところに転がっているものなんですね。時間がないとか、それに気がつかなかったとか、そこまで手が回らなかった、というものが多いのです。

　たとえば$\overline{7\ 6\ 5}$の強度のう蝕で、しかも$\overline{6|}$を抜歯しなくてはならない場合、$\overline{6|}$をただ抜歯して投薬して帰しては普通なんですね。痛くなかったと喜ぶぐ

らいでしょう。この場合、抜歯と同時に⑦6⑤のTEKをその場で作り、装着して帰したらどうでしょう。もちろんTEKは咬合に耐え、カッコよくです。抜歯直後でもまあ噛めますし、来院時よりも様変わりで765がきれいになっています。6の抜歯窩もブリッジで保護されるし、う蝕の穴もなくなります。患者さんも助かるわけです。

あるいは765|567が大きなう蝕で、しかもやや動揺していたとします。つまり咬合崩壊が起こりはじめている場合はどうでしょう。こういう場合も即時重合レジンを使うテクニックが有効なのです。

765|567を仮封し、支台歯の形にその場で形成します。もちろんざっと歯石はとっておきます。その上で、即時重合レジンでオーバーデンチャーを作るのです。少々の歯の動揺はかまいません。リンガルバーの代わりにこれも即時重合レジンで左右をつなぎ、補強線を入れます。4|4にクラスプはいりません。

こうして即時重合レジンのオーバーデンチャーを入れると、動揺歯も二次固定されて安定し、何とかそのときから噛めるようになるのです。エンドや歯周病治療は次回からです。もちろん疼痛があったらその方が先ですが。

こんな例は特別なことでも何でもありません。誰でもできるはずです。でも時間がないせいか、あまりやられていないですね。だからこんな簡単な、時間さえあればできることがサプライズになるのです。

信用さえつけば、⑦6⑤は金属焼付ポーセレンになるでしょうし、6もインプラントになるかもしれません。765|567の崩壊も全顎治療にならざるをえないでしょう。

何がいいたいかというと、患者さんの症状とともに、その治癒に向かって隠れた欲求や期待に火をつけないといけない、ということです。テンポラリークラウンやテンポラリープレートはそのきっかけになるし、同時にお互い一つのシミュレーションにもなるわけです。抜歯にしても、エンドやペリオ処置にしても、こういう方法をとると非常に楽ですし、即時重合レジンで修正や変化をつけることで、さまざまなことに対応できます。

つまりちょっとした工夫でサプライズになり、治療内容も"濃く"なるんですね。

Chapter 5　先輩が教える臨床のツボ

34　テンポラリークラウンあるいはプロビジョナルレストレーション

　いままで何度も TEK あるいはプロビジョナルレストレーションについて触れてきましたが、主としてそれによるサプライズ、あるいは動機づけとしての効用についてのみ書いてきましたから、少し誤解が生ずる恐れなしとはいえないかもしれません。

　なぜなら、わたしたちが補綴物を作製するとき、その全工程の7～8割は、実はプロビジョナルレストレーションの作製、修正、改造に関わっているからです。極端なことをいえば、最終補綴物はそれまでのプロビジョナルレストレーションのほとんど色も形も咬合様式も、そのコピーに過ぎないといってもいいのです。サプライズだけではありません。つまり最初から最後まで TEK あるいはプロビジョナルレストレーションは大変重要な工程なんですね。

　わたしの場合、プロビジョナルレストレーション (= TEK) なしの補綴はまずありません。単冠でも、複雑インレーの大きな窩洞でも、もちろんレジンを使ってまず機能形態を再現するわけです。

　ところでサプライズや動機づけのための TEK の効用の上に付け加えれば、この場合まずは支台歯形成をするのですが、この支台歯形成は慎重に行わなければなりません。さしあたっては、なるべく歯肉縁上ぎりぎりに形成をとどめておきます。そしてとくに歯頸部は精密さが要求されますから、TEK はそれこそ精密に合わせます。さらにカントゥアや咬合面形態、ABC コンタクトとか色調とか、初期の TEK といえども考慮が必要です。

　さて、それからエンドや歯周治療がはじまるんですね。そしてその進捗の状況に合わせて TEK は改修されたり、作り直されたりするわけです。最初に作った TEK がずっとそのままというのはありえません。つまり治療の進行に合わせて、形態や色調、さらに歯列や咬合平面、咬合高径や咬合様式というものを再検討しなければならなくなるわけです。

　そしてはじめに歯肉縁上にとどめておいた支台歯形成を、慎重に歯肉縁下に進めていきます。この場合、歯肉圧排用の細い絹糸を歯肉縁下に挿入しておく必要があります (外科用縫合糸 No.04)。なぜなら、その細い糸の線を頼り

に形成する方が間違いありませんし楽です。そして、とりわけ生物学的幅径をよく考えて形成するべきでしょう。前歯ならスキャロップの問題も考えないといけません(これらについては種々の専門書がでていますから参考にしてください)。

さて、ご承知のように歯肉縁下からやや上部の歯の形態をエマージェンスプロファイルといい、これは歯肉縁下のカントゥア(サブジンジバルカントゥア)と歯肉縁上のカントゥア(スープラジンジバルカントゥア)に分けられます。TEKを作製するときこの点をよく配慮しないと、歯肉は生理的で美しい状態には戻りません。とくに歯肉縁下のカントゥアは要注意です。適合性を欠けば、歯肉縁は炎症を起こし赤く変色します。審美性を強調するのなら、まずTEKの段階で、自然感のある歯の形態・色調はもちろん、自然な歯肉も再建しなければなりません。

つまりTEKもしくはプロビジョナルレストレーションというのは、一時しのぎのキャップではないのです。それによって最終補綴物に近い、あるいはそれを予想させる生理学的にも病理学的にも、もちろん補綴学的にも合理的かつ合目的な手段なんですね。テンポラリープレートも同じです。それから臼歯部の場合、咬合面は磨耗するわけですから、要所要所に硬い光重合レジンで補強しておく必要があります。

面倒だけれどTEKは重要なプロセスだし、こうして最終補綴物に一歩近づくんですね。

何事も一つひとつ積み上げていくところからはじまります。またその念入りな仕事ぶりが、患者さんの信用・信頼につながるわけです。また、こうした作業は一時的な収入減になりますが、それによってやる気のある患者さんが増えれば、やりがいと満足もまたえられるわけです。そして次の飛躍もまた望まれるということになります。

終わりに、思いつくままにTEKの評価事項を並べると、歯周組織との調和の問題、バーティカルストップやアンテリアガイダンスの問題、さらには咬合高径や顎関節の安定があります。そのうえで歯列の美しさ、顔貌との調和、色調、もう少し細かくいうと、支台歯形成の良否、クラウン作製のための厚みのとり方など、これだけ並べるだけでも大変ですね。

でもガンバッテクダサイ。

Chapter 5 先輩が教える臨床のツボ

35 技工 その1

　わたしが子どものころ、夜鍋(よなべ)で父が技工の仕事をしていたのを覚えています。そのころ歯科医が技工をするのは珍しくありませんでした．金属冠や総義歯など、面白いものでも眺めるように毎夜わたしはみていました。

　それが歯科医療の進歩のためなのか，世の中の変化のせいなのか、いつの間にか分業の世の中になって、歯科医で技工の仕事をする人はほとんどいなくなりました。いや院内に技工士さえいないのです。みな外注なんですね。

　わたしのところでは一応技工室があって技工士もいるんですが、外注もあるから、補綴物は必要に応じて院内、院外と振り分けています。それでも仕事というのは、印象なら印象が重なるものだから、そうなると技工士は模型作りに忙殺されます。しかし補綴というものは、模型の精度が"いのち"ですから、これは慎重にならざるをえません。目的に応じて石膏も何種類もありますし、混水比もそれぞれ決まっています。ダウエルピンも立てるわけですから安直に石膏を流すわけにはいきません。結構大変なんですね。

　前に TEK の話をしましたが、わたしの場合は直接法で口腔内で即時重合レジンを用いて TEK を作る場合が多いのですが、もちろん模型を作って技工士に作らせることもあります。いずれにせよ支台歯に正確に合わせてセットするのですが、全顎治療のケースでは TEK を作る回数がかなり多いし、修正・改造も多いので、やはり技工士の存在はありがたいですね。

　もちろんコストパフォーマンスからいって、院内技工士というのは一般的には難しいのはよくわかります。ただそうなると、本当に歯科医自身が技工のことをよく理解していないと、情報のやりとりが難しくなって、技工士に正しい情報が伝わらなくなります。つまり補綴物の精度が"甘く"なってきます。

　たとえば義歯の人工歯排列は、歯科医自らもやらないとダメなんですね。とりわけ顔貌との美的調和を考えると、咬合高径も前歯や小臼歯の微妙な排列の調整も、じかに患者さんの顔をみながらワックスアップしなければ、顔の特徴を生かし、微妙な美しさを惹きだすことは不可能に近くなります。左右対称でいかにも教科書的な、人工的にみえる入れ歯を入れている患者さん

をみると、ちょっとかわいそうな気がします。入れ歯が入れ歯にみえては、やはりつまらないでしょう。もちろん噛めることが第一義ですが。

　義歯の排列を歯科医自身がすることの意義はもう一つあります。それによって咬合高径や咬合平面、アンテリアガイダンスなどをじかに理解することができるからです。とりわけ前歯の微妙な排列の調整も、正中のあり方、切歯と側切歯と犬歯さらには小臼歯との変化のつけ方、あるいは口唇とのバランスなど、それによって覚えることはたくさんあります。年齢による歯頸部の形の変化や歯頸部歯肉の作り方、また歯間乳頭部の形などもそうですね。下顎前歯部の排列など、思いのほか難しいものです。下顎切歯と側切歯の大きさや形の違い、さらには植立の方向など、問題はたくさんでてきます。

　しかし、これがTEKを作るときや観察するときに大変役に立つんですね。歯牙解剖学的形態、個性的な歯の形、あるいは排列のあり方、全体の色調、口唇と顔貌との調和、これらすべてがTEKを作るときにも必要な条件です。顔に表情があるように、美しい歯並びには独特の表情があるんですね。それが人の顔を輝かせるのです。歯頸部が合っていればいいって問題じゃないんですね。

　とにかく長期の信用を生みだすのは大変です。しかし補綴がそれを保証します。なにしろ長期間入っているわけですから。

　歯科医はある面"職人"ですね。すべてを他人任せにはできません。たとえば自ら混水比をよく考えて、密に石膏を注入し、まず模型を眺め、設計をはじめるなんてこともあります。また、ある程度自分でワックスアップもし、歯の形態や咬合様式を考えるということもときには必要ですね。そう、クラスプもときには自分で曲げた方がいいのです。そうすれば、義歯の修正や改造を自分ですばやくできることになります。

　苦言ばかりで申し訳ないのですが、とにかくいくら分業といってもすべて技工所任せでは、先生のせっかくの腕が泣きます。患者さんだけでなく、スタッフにも技工所にも、先生の腕のスゴサをみせなくては！

Chapter 5 先輩が教える臨床のツボ

36 技工　その2

　昔は、歯科医に技工はつきものでした。技工ができなければ、歯科医は成り立たなかったのです。わたしたちの学生時代もその延長で、実習時間というと、とにかく冠やインレーの鋳造や、義歯の排列、レジン重合、調整あるいはクラスプ曲げなど、そんなことばかりやっていました。だから卒業しても一通りのことはできるように仕立てられたわけです。

　しかし世の中が変わって、国民皆保険となり、収入の多くを保険が占めるようになると、患者さんをたくさん診なくてはならなくなり、技工などやっている暇もなくなって、必然的に歯科と技工は分離しはじめたのです。

　学生の実習も、免許を持たない以上患者さんに直接触れさせるわけにもいかないという理由で、患者さんとの直の勉強はできなくなりました。つまりインターン、さらに何年かどこかで修行しないと、まあ何とか一人前にはなれなくなったわけです。そして学問が進歩した分、やることや覚えることが増えてきました。その上、技工は分業で、外注がほとんどとなると、技工の実体もよくは知らない先生がかなり増えているんではないかと思うわけです。逆に、技工士の方も歯科医院のことがわからなくなります。しかもそのなかで、意思の疎通を計らなければならないわけですから難しいのです。

　おまけにこういう世の中だから、歯科医院も技工所も大変です。コストを考えてかなり切り詰めながらやっているのが現状でしょう。そのなかでお互いの意思の疎通を過不足なく計る必要がある、これは大変なことですね。

　とにかく流されないことです。向上するためには、努力と忍耐しかありません。そう覚悟を決めた上で、まず優れた技工所を選ぶことです。スタディーグループのなかで話題となる技工士とか、まあ噂になる技工士は必ずいるものです。技工料の多寡で決めてはいけません。あくまでも技で選ぶのです。

　優れた技工士は歯科医にとっても勉強になります。参考になる意見とか、こちらの気づかないテクニックをしてくれるものです。印象や模型をみれば、歯科医の腕などお見通しなんですね。だから腕の立つ技工士ほど歯科医に対するチェックは厳しいのです。いろいろと指摘してくれるはずです。歯科医の進歩は実はそこからはじまります。根拠もなくこちらのいうことばかり聞

く技工士はダメなんですね。

　そういう優れた技工士と縁ができたら、ある意味で幸せですね。歯科というのは、最終的には補綴物のよしあしで評価されます。ところがその補綴物を実は歯科医が作っているわけではないのです。印象あるいは作業模型、そして咬合再構成のための設計までですね。あとは技工士の腕ということになります。もちろんすべての責任は歯科医の側にあるわけですが。

　設計する場合でも、技工士側からの意見というものは必ずつきます。力学的な強度とか色調を表現するための一定の厚さとか対合歯の問題とか、まあいろいろあります。それらに向き合うためには、こちらも勉強しなければなりません。優れた技工士は、こちらが想像するよりも学問的な知識が豊富な人が意外と多いんですね。

　そういう技工士とは逆に話がすーっと通って、意思疎通が計りやすいものです。理屈が通ってしかも現実的な処理が可能ならば、大抵はこちらの思うようにやってくれるはずです。さらにそういう人と普段何かと付き合っていると、さらに話はうまく通ずるものです。やはり人間関係は大事なんですね。

　さて意思の疎通は、現実にはどうするのでしょうか。まずは精密印象と作業模型と咬合のチェックですね。これに設計の意図と補綴物の形を言葉と図解で説明します。さらに参考模型、デジタル写真です。それでもわからなかったら、患者さんのいるところにきてもらいます。

　他所の歯医者さんとの差別化は、案外こんなところからはじまるものです。技工士が立ち会うところはそうはいません。おまけに技工士と相談しながら仕事を進めるという姿勢は、患者さんの信頼をえるのによい条件となります。技工士も患者さんを実際にみているわけだから、補綴製作上有利となります。

　こういうことを何回かやっているうちに、いわゆる阿吽の呼吸というやつが生ずるようになるんですね。事務的にことを運んだだけではそうはいきません。歯肉と補綴物の関係も、技工士が実際にみることから、エマージェンスプロファイルのことも、カントゥアのことも補綴のなかで生きてくるはずです。あとは図解しただけで技工士はピンときます。とにかくときどき技工士にご足労願うことは、百聞は一見にしかずで大事なことです。やはり大事なことは人間関係なんですね。

Chapter 5 先輩が教える臨床のツボ

37 技工　その3

　プロビジョナルレストレーションとテンポラリークラウンを、先生によってはきちんと別けて使っておられる方が多いようですが、わたしはどちらでもよいので、まあさしあたってわたしのいう TEK は、いわゆるプロビジョナルレストレーションのことだと思ってください。

　とにかく最終補綴にいたる一連の処置のことですから、実際は"仮の"なんていっていられないきわめて重要なプロセスなんですね。前項で技工士をよく選び、うまくお付き合いすることが大事なことだと述べましたけれど、もちろんその前に支台歯をきちんと形成する必要があり、さらにそれを精密印象する仕事が何回も控えています。その過程で補綴の設計の意見を技工士と交換したり、ワックスアップをしてみたり、とにかく各段階の支台歯の形成と修正は、それらを踏まえた上でのことです。

　形成し TEK を作る際に、歯頸部とくにサブジンジバルカントゥアが重要だと前にも述べました。それは正しいカントゥアが歯頸部遊離歯肉の形をサポートし、プラークの侵入を防ぐからです。まず一般に歯肉縁下に切り込む深さは、0.5〜1.0mm以内に抑えるべきで、それ以上は避けた方がいいのです。生物学的幅径を犯すべきではないからです。

　それでサブジンジバルカントゥアをどのくらいにするかということは、前歯にせよ臼歯にせよそれぞれ異なっていて、そのためには実際の歯の歯頸部の形態をよく観察することだと思います。上顎前歯だとたとえばエマージェンスプロファイルは犬歯が一番強く豊隆し、次に切歯です。側切歯はフラットに近くなります。

　とにかく根の立ち上がり、そしてエナメル質に移行していく微妙な形の変化。それらを頭に焼きつけて、それをもとに TEK を作ります。その結果は1週間もたたないうちに、歯頸部歯肉に明瞭に現れます。たとえば隣の健全な歯の歯肉と比べて遜色のない健康な歯肉の色と形を保っていれば、その TEK の歯頸部は精密かつカントゥアも良好だということでしょう。つまり歯肉はその TEK をにせものではない自分の歯として認めているということになります。歯肉は実にその点素直なんですね。

そしてできたらその状態を1〜3か月ほど観察した方がいいでしょう。もし生活歯ならその間に象牙質に変化が起きて、冷みなくなるに違いありません。まあ保護観察期間ですね。もちろん磨耗が起きたら修正するわけですが。

　ところで前にも書きましたが支台歯形成する際、歯肉縁下に切り込む以上、必ず圧排糸を縁下に置くことです。最初に外科用縫合糸04を巻きます。そして次に太めの02ぐらいをゆっくり巻いて歯頸部歯肉を少し広げます。この際圧排糸を無理やり押し込まないことです。せっかくの歯頸部歯肉の生理的な根との接着を剥がすことになりかねません。そして細い糸を残したまま支台歯形成をはじめます。このときブラックトライアングルへの配慮も必要ですから、とにかくあわてずあせらず、その道の権威の参考書とか専門書をよく熟読玩味の上はじめた方がいいと思います。

　参考文献の1例として伊藤雄策先生の『ザ・プロビジョナルレストレーションズ』(クインテッセンス出版)など、とても参考になりますよ。

　とにかくていねいに形成しTEKを作り、そしてさらなる修正を加えて歯肉の熟成を待つのです。先ほども書きましたが、もう一度天然歯の解剖を思い出して復習することが、これからのさらなる飛躍のために大事なことかもしれません。学生のころあまり意味を持たなかったことが、改めてその意味や意義を理解するチャンスかもしれません。

　同じように、咬合を考えるときの口腔生理学、歯周病を考えるときの病理学や細菌学や分子生物学、インプラントを考えるときの骨や軟組織の解剖学の基礎医学というものが現実の歯科医療と何と深く結びついていることか、身にしみて理解するに違いありません。

　まるで流れ作業のように、日々の診療をこなしていることのむなしさを改めて感ずることができれば、次の飛躍は目の前です。ときには手を休めて、改めて基礎医学を読み直してみるのも、長い人生大事なことかもしれませんね。

Chapter 5 先輩が教える臨床のツボ

38 一口腔単位の治療

　「一口腔単位」という言葉は、かなり以前からあっていまさらながらと思うのですが、現実にそれが意味していることを考えると、そうはなっていないことの方が多いように思われます。

　たとえば6|に冠をかぶせる場合、先生だったらどのようになさいますか（ほかの歯は健全だったとして）。形成して片顎印象をする先生が案外多いのです。簡単だしコストパフォーマンスもいいので、単冠なら十分だと答える先生が結構おいでになると思います。しかしチェックバイトはどうするのでしょうか。こういう方法は、作業側はわかるけれど、平衡側の動きはわからないのです（FGP テクニックなら別ですが）。

　やはり単冠といえども、全顎印象をした方がいいのです。もちろん上下顎です。そうすれば全顎の動きがよくわかります。結果として、口腔内での修正がほとんどなくて済みます。むしろ時間の節約になります。つまり、このことが一口腔単位なのです。1本といえども全顎のなかの1歯であるという考えに基づくわけですね。

　口のなかじゅうあちこち治療することになった場合はどうなさいますか。とりあえず一番悪いところ、あるいは痛むところから直していきます。冠などで直したら次の歯に移ります。これも冠やブリッジで直したら、今度は対顎の歯に移ります。そして……という具合に部分、部分を完成させながら、口のなかを一巡します。つまり結果として口のなか全体の悪いところはみな直したわけです。だから一口腔単位の仕事であると……。

　ちょっと違いませんか。この場合、咬合平面や咬合高径にまったく異常がなければ、これでもいいかもしれません。たぶん問題は起こらないでしょう。

　しかし、そうでない場合はどうでしょう。というより、あちこち悪い人は必ず咬合平面は乱れていますし、挺出も起きています。咬合高径も低くなっているかもしれません。ですから、こういうときこそ TEK を多用すべきなんですね。TEK やテンポラリープレートをフルに使って、まずは口腔全体を生理的に安定した状態に持っていくべきなのです。第一次のプロビジョナルレストレーションを作れば一応は噛めるし、カッコもよくなります。

社会生活も何とか普通どおりに過ごせます。そしてそこからエンドやペリオの治療を進め、さらに支台歯やTEKの修正、あるいはデンチャーやインプラントについて考えます。

要するに1本づつ完成させながら、次に進めるというのはマズイのですね。全体のなかの1本というわけにはいきません。とりあえずの1本になってしまいます。口腔全体を病理学的にも生理学的にもTEKなどによって一応安定した状態に改善した上で、最終の補綴設計を決めるべきなのです。それが一口腔単位です。つまり部分は独立して存在しているわけではないのです。全体のなかでお互いが有機的なつながりとヒエラルキー(序列)を伴った存在なんですね。

つまり口腔のそれぞれの歯は、それぞれの役割とヒエラルキーを持っていて、それが総体として有機的なつながりとして連携しているわけです。それが秩序というものですね。ですからその枠組みがおかしいのに、1本を独立して直してしまうと、全体の枠組みはおかしいままで、全体として直ったことにはなりません。つまり一口腔単位の仕事ではないことになります。

さて、プロビジョナルレストレーションによって一応咬合の機能が回復したとします。後はこれを最終補綴物に置き換えればいいわけです。成書にはよく全顎印象して同時に補綴物を作る方法が載っていますが、現実は印象にしてもチェックバイトにしても大変難しいものです。相当の経験をつまないと失敗しますし、技工士も大変です。プロビジョナルレストレーションさえしっかりしていれば、こういう場合こそ部分部分で最終補綴物、たとえば金属焼付ポーセレンに置き換えるんですね。部分なら咬合のチェックバイトも採るのが楽ですから。そして部分と全体をそのたびに厳重にチェックしながら進めていきます(ただし多数の連結やキーアンドキーウェイが入りますと、簡単に部分印象というわけにはいきませんが)。

部分の場合下顎の臼歯からはじめると、患者さんを納得させるのに楽ですよ。そして上顎前歯は最後にやって終わりです。どこを直したか、あまりに自然で誰にもわからなかったら、たぶんその人はずっとリピーターになるはずです。

Chapter 5 先輩が教える臨床のツボ

39 全顎印象と部分印象

「臨床の現場」というと、何か肩が張りそうで嫌なんですが、それはいくつになっても現場というのはそれなりに大変なもので、本に書いてあるようにはいくはずがないからです。まあわたし自身失敗のなかでようやく少しずつコツみたいなものを積み重ねて現在に至っているんですね。

前項でTEKあるいはプロビジョナルレストレーションを部分、部分で金属焼付ポーセレンなどに移し換えていくと書きましたが、その方がわたしのような人間には楽だし失敗が少ないからです。

全顎14本の印象というのは実に大変な作業です。だからそれを実際にやられている先生をみると頭が下がります。先生だけではありません。スタッフも大変な能力を要求されるのです。まず全顎にわたって印象のための二重圧排をしなければなりませんし、さらに印象するときは二次圧排糸を外しながら、まずソフトな印象材を万遍なく流します。もちろん個人トレーを使って全顎印象するわけですが、印象材の硬化時間というものをよく考えて作業をしないと、14本きれいに支台歯の周りに一次印象材を流し終わらないうちに、硬化がはじまってしまいます。失敗ですね。

プロビジョナルレストレーションがちゃんとしているなら、部分で印象した方が楽だという理由の第一はその問題です。2～3本なら何とかできるでしょう。それからもう一つは、チェックバイトの問題です。全顎のチェックバイトを採るのには、参考書にもいろいろと書かれていますが、まあ大変です。さまざまな工夫が要ります。かなり頭も神経も使いますし、患者さんにも協力してもらわないといけません。

まず下顎の14本を直すとしてこういう場合、下顎臼歯部からはじめるんですね。

$\overline{7|}$を残し$\overline{6\,5|}$のTEKを外し、まずチェックバイトを採るのです。$\overline{7\,4|}$がある以上咬合は支えられるから、$\overline{6\,5|}$の位置関係は明瞭ですね。急がない患者さんならまずそれで$\overline{6\,5|}$だけを作ってしまいます。次に反対側の$\overline{|5\,6}$を同じようにして作り、$\overline{6\,5|5\,6}$で咬合を安定させます。$\overline{7\,4|4\,7}$はそれから次に作れば、バイトの高さはまず狂いません。もちろん部分で印象する場合で

も、二重圧排と全顎トレーでの印象は当然のことです(個人トレーは印象材をはがせば、何回でも使えますから、それほど不経済ではありません)。

　下顎が終わったら上顎臼歯部を同じようにして印象し、バイトを採り製作します。なぜ、下顎臼歯からやるかというと、これは患者さんにはよく見えるからです。臼歯部がきれいに並んだ状態というのは、前歯が TEK であっても、歯というものはこんなに美しいものかということを改めて強く印象づけるものだからですね。それを前歯部からはじめると、前歯部が終わった時点で、奥歯はメタルで結構ですという患者さんがでるかもしれません(とにかく前歯陶材焼付ポーセレンだけでも費用は大変なのですから)。

　患者さんというのは、結構気分屋さんなんですね。イメージの強く湧かないものには、しばしば関心がなくなります。それに奥歯は噛めさえすればいいという人が多いんですね。

　部分で印象する有利さはもう一つあります。それは全顎にわたってプロビジョナルレストレーションで咬合ができあがっているわけですから、全顎印象し、全顎模型があれば歯の滑走は極めて明瞭で、いちいち複雑な咬合器に装着する必要がないということです。均等な咬合接触によるバーティカルストップを与えればそれでいいわけです。

　さて印象の順序としては次に下顎前歯部、そして最後に上顎前歯部に移ります。この場合、何度も試適が必要かもしれません。色調や形態はもちろんプロビジョナルレストレーションに似せるのですが、顔貌にもっとも自然でより美しく輝かせなければならないからです。技工士のもっとも苦労するところですね。とにかく歯だけではなく顔を輝かせるのです。前にも書いたように、表情のある歯牙歯列を作るんですね。

　さてもう一つ、犬歯というのは極めて重要です。人の顔を豊かにみせるだけでなく、補綴学上"犬歯誘導"ということを頭のなかに入れて作らないと、後々困ることになります。ですから左右犬歯だけ最後に作ったり、調整に念を入れるわけです。臼歯部と前歯部に不調和が生ずると、必ずダメになりますね。前歯についてはカッコだけでなく、アンテリアガイダンスについてもよく観察されることが肝要だと思います。

　それからもう一つ、TEK もしくはプロビジョナルレストレーションは常に修正することを考えておく必要があることをお忘れなく。使えば磨耗するんですから。

Chapter 5 先輩が教える臨床のツボ

40 重度う蝕と TEK

　TEK あるいはプロビジョナルレストレーションについていろいろ書いてきましたが、TEK の有用性についてもう少し書きましょう。前にも TEK を作ってからエンドやペリオ処置に移ると何度も書きましたが、もちろんその方がずっと処理しやすいからです。

　たとえば $\overline{6\ 5|}$ がかなり崩壊しかかっているとしましょう。こういう場合、根管治療にせよ抜髄にせよ必要になることが多いものです。あるいは歯周処置、それも外科的処置が必要かもしれません。そういうとき、痛みがあれば痛みをとるための処置をまずしなければならないし、急性症状がでかかっていたらその方が手順としてはもちろん先になります。痛みがない場合、あるいは慢性になっている場合は、まずは TEK を作ってしまった方が後々仕事が楽だし患者さんも喜びます (即座に歯ができたみたいでびっくりしますよ)。

　まず $\overline{6\ 5|}$ のう蝕の穴をざっときれいにしたら、松風の仮封用セメント(ハード) などで埋めます。次に歯頸部の簡単な除石をしたら、歯肉縁上で止めた形でざっと支台歯の形に形成するのです。そしてその場でユニファースト (ジーシー) など即時重合レジンを用いて TEK を作ります。

　それはユニファーストを重合して柔らかいうちに指を使って支台に圧接し、余計な部分をはさみで落とします。さらに骨バーで $\overline{6\ 5|}$ の形にざっと形成したら、そのレジンの穴にさらに柔らかい即時重合レジンを流し、今度は噛んでもらって支台の形態を克明に刻印するのです。それを骨バーやタービンなどで $\overline{6\ 5|}$ の形に今度はかなり精度を高く形成します。支台に戻したり外したりして、歯頸部の適合度や歯のカントゥアそして咬合面形態、とくに ABC コンタクトに注意を払って修正し、仮着用セメントでまずは合着するわけですね。セメントよりパックの方が外しやすいかもしれません。正確に作ればかなり噛めるし簡単に脱落しないはずです。

　たとえばエンドでしたら、この TEK を外し、歯の内部のセメントを除きエンドをはじめます。根管の入口が直接みえることが多いから仕事は楽ですね。ファイルをエンドメーターで計測しながら、手でもいいしエンジンでもいいです。崩壊しかかった歯をそのままでエンドをするよりもやりやすいで

しょう。そして根管処置が終わったら仮封をしTEKを戻します。患者さんはまた一応歯のある状態、つまり噛める状態になって帰れるわけですね。

根管充填が終わりエックス線などで結果を確認したら、コアのための形成を慎重に行い、直接なら光重合レジンでコアを作り、間接なら印象をします。ポストはメタルよりファイバーポストがお勧めです。さてコアをセットしたら再度慎重に支台形成をします。この場合もまだ歯肉縁上です。そしてTEKをそれに適合させ、仮着セメントなどで仮着します。

エンドが終わったら今度は歯周処置です。この場合もTEKはきわめて有効です。なぜならTEKを外せば歯は支台歯の形ですから、歯頸部の形も歯と歯の間（歯間乳頭部）も、さらにはゾンデを入れて深さをみるのも簡単です。キュレットをする場合でも剥離をする場合でも、さらには縫合する場合でもよくみえるから楽ですね。パックで包帯を巻くのもTEKがあるとやりやすいものです。治癒しはじめたときの歯根の露出状態も、TEKを外せばよくみえるから確認もしやすいんですね。もちろんその間TEKが入っている以上、一応は噛めるし治療中それほど生活は不便にならないですみます。あとは全体との調和のなかで、TEKあるいはプロビジョナルレストレーションの修正・改造です。支台歯形成を歯肉縁下まで進めるのは、歯肉が十分熟成した後のことです。

TEK、TEKとうるさく書きましたが、もちろん面倒くさいし時間はかかるし、前歯以外はやる気が起こらないというのもよくわかります。しかしこれが案外分かれ目になるかもしれません。後々のためにここは忍耐とガンバルかそうではないかで、いままで何回も述べてきました"OS"の違いが生じてくるからです。まず仕事とは相手の望むこと、喜ぶことの提案からはじまります。先にも述べた「プレゼン」の原則ですね。価値ある仕事、そして結果として高収入をえるためには、一見コストパフォーマンスの悪くみえることも、率先してやらなければならないのです。それも若いときからです。正確で美しいTEKあるいはプロビジョナルレストレーションは、その一つの象徴でもあるんですね。

編集者注　参考図書

1．福島俊士監修：MI時代の失活歯修復，歯根を破折させないために．東京：クインテッセンス出版，2004．

Chapter 5 先輩が教える臨床のツボ

41 次の一手

　前にも最終補綴物はプロビジョナルレストレーションのコピーであると書いたのですが、やはりそのとおりで、最終補綴物の直前でプロビジョナルレストレーションは形および咬合様式、色調まで決まっていなければなりません。欠損を補うテンポラリープレートを含めてそうですね。

　そしてこれを順次、金属焼付ポーセレンとかオールセラミック、そして金属床などに移し換えていくわけです。つまり部分部分で最終補綴物に換えていく手法をとる以上、たとえば金属焼付ポーセレンとプロビジョナルレストレーションは混在しているわけです。ですからすでに金属焼付ポーセレンの入っている対合歯の歯列は磨耗の恐れがあり、長いことほっておきますと咬合高径は低くなります。だから常に全体の咬合の状態を観察し、必要があればプロビジョナルレストレーションを修正しなければなりません。

　いまプロビジョナルレストレーションは最終補綴物のコピーであると書きましたが、最終補綴物というのはその時点での最終で、その補綴物が何年も、できる限り10年以上長くもって欲しいものですが、こちらも人間だし患者さんも人間で、今後何が起こるか実はよくわからないのが実情です。あるいは不安がありながらも保存し、それをクラウンブリッジなどで修復するということもなきにしもあらずのことでしょう。

　予測がまったくつかない場合は、これはお互い仕方がないことなので、そのときはそのときということでしかありません。しかしかすかに不安があったり、もしかしたらこの歯が？なんてことは、ないわけではありません。

　そのときどうしますか。

　こうしておけばよかったなんて思うことはよくありますね。そう、最終補綴物の直前のプロビジョナルレストレーションで、もしこの歯がダメになったらと予測を立て、たとえば歯周病が進行したらとか、歯を抜くことになったらとか、またこの部分が欠損となり義歯になったりしたら、どうすればこれから作ろうとしている補綴物をうまく使うことができるだろうか、などと思考するわけです。

　「次の一手」ということですね。

一般に人間の行動は次を予測しながら行っているのだといわれていますが、そのとおりで、個人でも企業でも「次の一手」を考えなければ、必ず失敗するのは目にみえています。「石橋を叩いても渡らない」というのも困るけれど、後先考えずに事を行うのはもっと困ります。少しでも不安があったら、しばらく様子をみるか、やる場合は「次の一手」を考えておきます。それが利口な人間ですね。そうすることが難を逃れるか、被害を最小に抑えられます。

　たとえば全顎多数歯にメタルボンドクラウンを作る必要があるとします。そして5̄6̄7̄にやや不安があるとしましょう。将来、何年か何十年かわからないけれど、もし5̄6̄7̄が抜歯かオーバーデンチャーの恐れがある場合、どう対処すればいいのでしょうか。

　わたしの場合、7̄6̄の間にあらかじめレストをおき、さらに4̄に近心レストを作っておきます。そしてこれが何ともない間は、光重合レジンで埋めておくのです。もちろん色調も合わせておけば、そんなに違和感はありません。あらかじめ説明しておけば患者さんも異論はないでしょう。

　もし5̄6̄7̄に義歯を装着する必要になったとき、7̄6̄4̄のレストが役に立ちますし、たとえそれがインプラントになったとしても、仮義歯は必要なのですから助かるはずです。

　以上はほんの一例ですが、いろいろな症例においてさまざまな「次の一手」が考えられると思います。将棋と同じですね。こうきたらこう指すと考えをめぐらすのも一つの勉強です。いろいろ役に立つはずです。

編集者注　参考図書

1．DW Fisher, WW Morgan 著, 前田芳信, 野首孝祠訳：修復装置のメインテナンス, 修理と改変．東京：クインテッセンス出版．1994．

2．RJ Stratton, FJ Wiebelt 著, 芝 燁彦監修, 五十嵐順正訳：パーシャル・デンチャー設計アルバム, R.P.I. を中心に．東京：クインテッセンス出版．1989．

Chapter 5 先輩が教える臨床のツボ

42 総義歯

　少し総義歯の話をしましょう。
　いまの若い先生は総義歯の苦手な人が多いようです。まあ無理もありません。学生中は模型実習だけだったでしょうし、若い間は総義歯の患者さんはまずきません。それにいまはインプラントの時代ですから、「義歯はもう古いよ」という先生も結構いらっしゃいます。「All on 4」の時代だとおっしゃる先生もおられます。パーシャルデンチャーの講演会もあまり人がこないと聞きます。いまや時代の流れはインプラントなんですね。
　しかし、果たして現実はそうなんでしょうか。インプラントは確かに増えてはいますがまだまだ少数派です。第一全部が全部適応症ではないし、やるとしても依然として高価ですね。現実はやはり圧倒的にパーシャルデンチャーか総義歯なんですね。それでも最近は歯をできる限り保存するから、総義歯にしてもパーシャルデンチャーでも、前よりオーバーデンチャーが増えているという感じでしょうか。しかしそれでも義歯には違いありません。依然として義歯は多いのです。
　ところで来院する総義歯の患者さんを診ると、不適合義歯を入れている場合が多いようです。床が小さかったり咬合高径が低い患者さんもいれば、顎堤の吸収でガタガタの人もいます。つまり訴えはだいたい「痛くて噛めない」、「入れ歯が落ちる」ですね。
　こういう場合はどうしましょう。義歯床のあたりを調べて、その辺りを削除することからはじめるというのが一番多いのでしょうが、わたしの経験では削るのではなくて、リライニングをすることからはじめた方がいいようです。結構うまくいくことが多いです。
　まあたいていの場合、床は小さいのが多いし、顎堤吸収で適っていない場合が多いです。こういう場合は下顎義歯に多いのですが、ユニファーストのような即時重合レジンか何かでまず口腔内で床を広げ、さらにリライニング用の即時重合レジンで、口腔内でリライニングをし、そしてこまめに調製します。こうすればだいたい義歯は安定してきます。
　こういう場合上顎も似たようなものだから、同時に上顎義歯の床を同じ方

法でギリギリまで広げ、粘膜による封鎖と唾液の表面張力をうまく使えば、落ちてこなくなります。

　次にやるのが人工歯の咬合調整ですね。まあ顔に合っていない歯列が多いですから、全歯にわたってとりあえず即時重合レジンを使って排列を変えることが多くなります。咬合関係を直し前歯の形や色調を変えると、まるで人が変わったようになります。腕のみせどころでしょう。

　お気づきのように、義歯の不調和で来院したらすぐに新しい義歯を作りはじめるのではなくて、まずいま使っている義歯をうまく修理改良して、噛めるようにすることから治療をはじめるんですね。そしてそれが成功したら、患者さんの信頼度は一挙に高まるはずです。いままでの悩みがウソのようになくなるし、第一顔が美しくなります。女性ばかりではありません。男だって顔のうつりがよい方がいいに決まっています。これを短期間に即時重合レジンをフルに駆使してやってみせます。これがミソです。こうなると新しい義歯を作る気になるのはすぐ目の前ですね。

　即時重合レジンで修正したものは、あまり耐久性がないことを伝えます。そして新たに義歯を作ることの意義を説明します。"順序"とはそういうことですね。

　新しい義歯を作る間、旧義歯が使えるのですから患者はかなり回数がかかっても、新しい義歯への期待がある以上は通ってくれるはずです。つまり"期待"というのは、旧義歯が見違えるほどカッコがよくなって、先生の腕とセンスに期待するからですね。「審美」という考えは、ここでも有効なのです。

　さて義歯を作るのには、まず顎堤の印象が大変重要です。必ずスナップ印象を採り、個人トレーを作ります。個人トレーはまず顎堤に過不足なく合わせておく必要があります。トレーの辺縁を合わせる方法はいくつかありますが、わたしはトレーにリライニング用の即時重合レジンをのせ、口蓋や粘膜に合わせるようにしています。その方が一挙にできるし第一早いです。上顎などトレーだけで吸着できるぐらい合わせることができます。リライニング用レジンは結構使うんですね。

　もうひとつわたしの場合、口腔に試適するたびに咬合チェックをとり、咬合器にセットし直します。排列を繰り返すたびに行います。その方が絶対カッコがよく、適合した総義歯ができます。総義歯の専門書はたくさんありますから、いろいろ勉強をすることをお勧めします。

Chapter 5 先輩が教える臨床のツボ

43 パーシャルデンチャーとオーバーデンチャー

　総義歯の話をちょっとしましたから、今度はパーシャルデンチャーとオーバーデンチャーについても触れておきましょう。

　比較的大きな入れ歯つまり欠損の多い患者さんに話を聞きますと、「入れ歯を入れるたびに歯が抜けて、こんになっちゃった」という人が案外多いんですね。もう少し具体的にいうと、クラスプをかけた歯が次々と動きだして、どんどん抜くことになったという次第です。「そのうち総入れ歯ですかねぇ」と半ばあきらめ顔で訴えます。「とにかくわたし、歯の性（しょう）が悪くて、われながらしょうがないなって感じですね」といいます。"はっきりいって、入れ歯が悪いんですよ"ともいえないから、「まあ、性が悪いばかりじゃないんでしょうけれど……」なんてつぶやくのですが、実際、入れ歯のバネが歯の動揺を誘っているケースが案外多いのです。

　義歯というのは少数歯でも多数歯でも噛めば動くものです。動くからといって、その動きを止めようと残存歯に単純にクラスプをかけると、義歯が動くと同時にクラスプをかけた歯が動かされます。はじめのうちはいいけれど、しばらく経つとバネにかけた歯も義歯も動くようになります。レストがきちんとしていなかったり、咬合平面が乱れていたり、床の適合が悪かったりするとそれはあっという間、つまり加速度的に進行して、やがて抜歯ということになります。つまり義歯にとって重要なのは、どこに何か所どういうクラスプをかけ、レストをどこにおくかということ、もちろんクラスプをかける歯の歯槽骨の状態、人工歯の排列と咬合接触の位置や角度そして床の大きさや形、顎堤への適合性などですが、動揺のある歯にクラスプをかけようものならあっという間に抜くことになります。

　つまり診断と設計が重要なんですね。とりわけレストというものが義歯の要（かなめ）なのです。だから生（なま）の歯に不用意にクラスプをかけてはいけません。かけるにはかけられるように細工をしなければ、たとえ動揺を起こさなくても今度はクラスプの形どおりにう蝕になります。鋳造クラスプならあたっている面の形にう蝕ができます。

　クラウンブリッジを作るとき、将来義歯のクラスプがそこに通るようだっ

たら、あらかじめレストを設けておきます。つまりクラウンブリッジと義歯は一体であり、そのように最初から設計を考えておく必要があるんですね。

さて不用意な設計のために残存歯がごく少数となり、しかも少し動揺があるとします。この場合残存歯に同じようにクラスプをかけたら、あっという間に残存歯がダメになります。残存歯が3本でも4本でもちょっと忍びないけれど、とにかく思い切ってこれを切断抜髄します(もちろん後から根管充填します)。まず残存歯を支台歯の形に形成してから入っていた義歯の増歯をし、オーバーデンチャーの形の総義歯を作るのです。つまり残存歯にクラスプをかけて固定源にし、義歯の動きや脱落を防ぐというのはダメなのです。船を港に係留しておくというのとは違うのです。

むしろ逆にきちっと吸着し、安定した総義歯によって残存歯を二次固定する、という考え方が重要なんですね。歯は歯冠部を短くすることによって、歯冠-歯根の比率が小さくなり、しかも支点が下がることによって、動揺が小さくなるし、二次固定によって歯の動揺も次第になくなってきます。つまり義歯と残存歯が一体になるように作るのです。経験上この方が絶対予後がいいでしょう。

残存歯の使い方もいろいろあります。わたしの場合は、コーヌス角を利用した二重冠を残存歯と義歯の内面に装着します。アタッチメントにはいろいろありますが、磁性アタッチメントは使わない方がいいでしょう。なぜなら最近MRIを撮る人が増えているけれど、磁性アタッチメントが口腔内に入っていると、MRIにとって大変具合が悪いんですね。常に磁力線がでていますから、強磁場をかけて検査するMRIには、それが邪魔になります。磁性アタッチメントを外すことになります。

オーバーデンチャーは、とにかく義歯がそれによって動かなくなるし、また残存歯も保存されます。しかも残存歯の歯根膜にあるレセプターが噛んだという感じを脳に伝えるらしく、患者さんはうれしいのです。できるだけ残された歯は大事にし、また有効活用にしたいものですね。

編集者注　参考図書

1．HW Preiskel 著，前田芳信訳：オーバーデンチャー製作マニュアル，インプラントまたは天然歯を支台として．東京：クインテッセンス出版．1998．

2．野首孝祠，五十嵐順正編著：新版現代のパーシャルデンチャー，欠損補綴の臨床指針．東京：クインテッセンス出版．2008．

Chapter 5　先輩が教える臨床のツボ

44 歯並びと美しさ

　「明眸皓歯」といういいふるされた言葉がありますね。文字どおり明るい眸(ひとみ)に白い歯ということですが、ご存知のように"美人"のことをいうわけです。逆にいえば、きれいな眸と白く並んだきれいな歯というのが美人の条件なんですね。

　きれいな歯並びといえばわたしたちに関係がないわけではありません。きれいな歯並びを作ることによって、顔をかなりきれいにすることができるわけです。いわゆる「審美歯科」というのがそれですね。美しいということはQOL(生活の質)に直接つながっていることですから、現代の歯科医学ではすでに了承済みです。

　さて、いわゆる歯列不正なら矯正歯科の分野ですが、そうではなくて、保存や補綴の領域の問題ですと、一般歯科医のでる幕となります(もちろん部分矯正も含めて)。そして金属焼付ポーセレンやオールセラミック、あるいは硬質レジン充填、さらにはインプラントや可撤性の義歯ということになるわけです。こういう場合事前に、精密に作られたプロビジョナルレストレーションが必要なことは何度も述べてきましたが、前提として先生自ら排列やワックスアップをやらなくてはいけません。そしてその結果の写真や参考模型などを技工士に提供し、何度も技工物がいったりきたりした結果、最終補綴物ができあがるわけですね。

　前にも述べたように、先生自ら排列やワックスアップをするというのは、たいていの場合技工士さんは患者さんの顔をみていないからです。写真は提供されるとしても、患者さんの表情や口唇の動きはみていません。表情のある歯牙歯列を作れるのは先生しかいないのです。いわんや咬合の高さが与える顔貌の変化など、知る由もありません。実は正中も技工士には本当のところわからないのです。

　技工所は排列という場合、だいたい左右対称になるよう歯列を作ってきます。教科書どおりというか、ほかに基準がないからです。しかし顔というのは左右対称にはできていません。唇にしてもそうだし、鼻梁もどちらかに曲がっている人が多いようです。目でさえ左右同じではないですね。そのなか

で歯列だけが左右対称に並んでいるというのは、なんか人工的にみえませんか。

　ですから1|1をほんの少しねじってみたり、犬歯を少し外にだしてみたり、その人の顔の表情をみながら、たとえば義歯だったら排列を少し動かしてみます。あるいはプロビジョナルレストレーションだったら、レジンを足したり削ったりして歯列そのものに表情を作るのです。

　わたしたちは治療しているとき、だいたいは右隣か後ろにいますね。排列をみるときは、必ず患者さんの前に立って近くから遠くから、ためつすがめつ観察するのです。

　咬合の高さをみるときも同じです。顔貌のなかの比率だけでなく、直接顔がもっとも美しく、自然な感じの表情を作る咬合の高さをみつけるのです。ワックスをはさんでみたり、即時重合レジンを臼歯部においてみたり、とにかく噛みやすくかつ美しい顔になる一瞬をみつけることが大事なんですね。そしてその結果を義歯あるいはプロビジョナルレストレーションに与えます。

　それからもう一つ。歯の形や色調を決めるとき、わたしは女性の場合は必ず口紅を塗ってもらいます。なぜなら女性にとって口紅を塗っているのが日常の姿ですから、口紅を取り去った状態というのは自然ではありません。それに口紅というのは額縁効果がありますから、口紅を塗るか塗らないかで歯の色が違ってみえます。鏡を渡してそういうことを確認してもらうのです。もちろん歯一本の微細な色調の変化、グラデーションということも考慮しなければなりません。考えてみると大変なことですね。

　しかしだからこそ、歯科はQOLに大きく関わるんですね。半端な仕事ではありません。そしてそれが所得につながります。

　さて前歯部などは、とくに最終補綴物の形態修正や色調の補正などが必要ですね。まず一発ですむわけがありません。その形態修正時に、プロビジョナルレストレーションで鍛えた腕とセンスが役に立つのです。とりわけセンスが！

　センスを磨くのは、前にも何度も述べてきましたように、美的センスであり、音楽的センスであり、文学的センスなんですね。わたしたちは日常的に音楽を聴き、文学にいそしみ、絵画を観つづけなければなりません。時には劇場に足を運ぶことも大切です。

　センスを磨くのは、若いときからおやりになることをお勧めします。

Chapter 5　先輩が教える臨床のツボ

45 臨床とは一つの物語をつくることである

　わたしの診療のモットーは、ちょっと大げさですが、「一生面倒をみる」です。一度わたしのところに来た以上、わたしの体力の続く限り、責任を持ってずっと診る、ということです。
　そのせいかどうか、わたしの開業当時の患者さんたちがいまでも忘れずにやってきます。「お互い齢ですね」といいながら、遠路はるばるやってきてくれます。本当にありがたいことだとそのたびに思います。そういう人たちは、歯のことだったらここへ来るものだと決めてしまっているかのようです。そのためには、こちらも常に新しい技法や知識を取り入れなくてはなりません。「生涯教育」とはよくいったものですね。
　ところでわたしにいわせれば、「臨床とは、患者さんとともに、一つの物語を作り上げることだ」と思っております。それも毎回毎回の「連載小説」のようなものなんですね。毎回が面白く、次に期待をもたせます。そして長い間には大きな山場をいくつも作ります。そして最終回へとなだれ込むのです。
　もちろんそれでオシマイではありません。作り上げた作品を、患者さんと必要に応じて読み直します。時に書き直したり、チェックをします。それを生涯続けるわけですね。大変な長丁場です。でも職人芸というのは、案外そんなものかもしれませんね。
　たとえば咬合崩壊とまではいかないけれど、全顎にわたって不適合な補綴物、あるいは大きなう蝕、そしてところどころに中等度の歯周病、そういった患者さんが新たに来たとしましょう。もちろん痛いところがあったら、その原因をできる限りみつけて応急処置をするわけです。
　そして次回はなるべく早く来てもらって、痛みの有無を確認次第、TEKを作ることにとりかかります。もし初回に痛みがなかったら患者さんの許可をえて、初回からTEKにとりかかります。たとえば$\overline{65}$とか$\overline{67}$とかの冠をはずし、あるいはう窩を仮封材で埋め、ざっと支台歯形成し、第1回目のTEK、プロビジョナルレストレーションといってもいいのですが、ともかく一応の歯の形に戻し、とりあえず噛めるようにするわけです。こういう話はもう何回も書きましたから、耳にタコかもしれませんが、このあたりから

「物語」ははじまるのです。
　はじめはその患者さんが"保険"で終始するのか自費になるのか、ほとんど見当もつきませんが、わたしとしてはそんなことにおかまいなく、許しをえたらまず"噛めるようにする"ことからはじめます。そして次々にTEKに換え、時間があればTEKにしたところから必要に応じてエンドの治療をするわけです(もちろんテンポラリーインレーもあります)。
　こうして次々とダメな歯がTEKに変わっていくと、口腔は金属色があらかたなくなっていわゆる"白い歯"が並びますね。このあたりから患者さんの意識が大きく変わりだすのです。前にも書きました「プレゼン」効果のはじまりですね。説明しなくても一目瞭然でしょう。次々にきれいになっていく(もちろん仮の歯ですが)口のなかを見て、歯医者の仕事というのが単に、ツメル、カブセル、ヌクということだけではないことに気がつくんですね。
　そしてTEKとエンドが終わり、咬合平面がきれいになった時点で、今度は歯周病治療をはじめるのです。そこまでは保険治療ですね。ずいぶんコストパフォーマンスが悪いとお思いでしょうが、ここまでやると案外自費に転ずる患者さんは多いものです。ただし治療というものにすべからく科学的根拠というものがなくてはダメですが、とにかく目に見えるように、そして次回に期待が持てるように、治療というものは進行させないとダメなんですね。
　歯周病治療が終わり歯肉が熟成し、新たなプロビジョナルレストレーションが入ると、患者さんの期待は大きく膨らむはずです。物語はこうして進行していくんですね。もし保険治療で終わったとしても、患者さんの知識は大きく変わったはずですし、信用もえたはずです。もし次回も、その次も、何十年もずっと来てくれたら、人生どこかの時点で必ずペイするはずです。
　「信用とは大きな定期預金」なんですね。

Chapter 5 先輩が教える臨床のツボ

46 一歩を踏み出すことの意味

　患者さんを前にしてまず知ろうとするのは来院の目的ですね。「どこかお痛みですか」、「どこか具合が悪いですか」
　患者さんはまず来院の目的を語りだすのが普通です。結果としてわたしたちは来院の目的に対応した行動を起こさなくてはいけないわけです。診断とそれに基づく治療ですね。明らかに歯科欠陥が少ない場合ならそれで問題はありません。治療はまさに直線的に終了します。
　しかし口腔全体を眺めた時あちこちに冠やブリッジが入っていて、それが歯科医の目から見ると"難あり"と写った場合どうしますか。痛くはないし一応噛めるならそれはそのまま見過ごそう。余計なことをしてトラブルを起こすと面倒だからやめておこう。これが案外多いんですね。結構裕福そうでインテリっぽい人の口のなかに意外と多いのです。これは歯科医の怠慢か、積極的治療への勇気のなさか、腕に自信がないのか、それとも患者さんのほうに治す気がまったくないのか。ここで歯科医は二つに分かれます。少数歯の治療でたくさんの患者さんを診る先生と、多数歯、場合によっては全顎を治療するかわりに少人数しか診られない先生との二種類です。そして前者の方が多分9割以上を占めるような気がします。一般に患者さんの訴えたところの治療だけをやる、という先生が多いですね。もう一歩前進の一歩を踏み出す勇気というか、気力というか、これが案外後者に向かう第一歩になるのですが。
　その一歩はまず冠やブリッジを外すことからはじまります。そのためにはまずはずす理由とそれを理解納得させる説得力、そして外したらすぐ即座にプロビジョナルレストレーションをセットできる技術力が必要です。冠を外す突破口は、一番簡単なのは冠の内部まで多分侵蝕しているであろうカリエスを見つけそれを提示することです。あるいは歯周病の原因となる不適合な冠の様態の説明等いろいろありますが、とにかく冠を外して冠の内部のカリエスの侵蝕状態を示したりすると、たいていの患者さんは驚きます。そしてもう一つ驚かせることは、ただちに形成とプロビジョナルレストレーションで噛めるようにすることと、天然歯に近い形態色調を即座に再現することで

す。一度それを経験した患者さんは、ほかの冠の正常でないことも納得し、外すことに同意するようになります。今までよりずっとキレイになるからです。前にも書きましたがエンドやペリオの治療はその後ですね。何はともあれ不良補綴物は外さなければ仕事にならないのですから。さらにいうと、それが金属焼付ポーセレンであろうと金冠であろうとダメなものはダメですよ。

この第一歩というのは、若い先生にとっては結構難しいことのようです。しかしそれが別れ道になるのだから踏み出さなければいけません。もちろん自信がつくように勉強しておくというのが前提でありますが、患者さんにいわれただけを治療しているのでは平凡な歯科医にしかなれないですね。内科の先生が患者さんの訴えだけの診療をして、ほかの疾患を見逃したらどうなるでしょう。なぜ歯科だけにそれが許されるのでしょうか。

一般に学ぶということは、人から物事を教わりマネルことからはじまります。ただ学問というのは肌で覚えるものであり、学校とか講演会とか書物とかいうのは一つのキッカケなんですね。知識とヒントにはなってもそれがすべてではありません。じかに接して考え工夫しほかと比較し、いくつかの方法のなかで最良のものを選んで実行します。つまり第一歩を踏み出し、そしてさらに考えます。変な例で恐縮ですが、好きな女性に接触するときはそうしませんか。学問とは本来"独学"です。教わらないと最初はダメですが、教わった後は自分で考えます。答えをすぐに聞いてはいけないのです。

もう一つ、学問とは具体例をたくさん集めてきて因数分解しそれを抽象化し、さらに普遍化する作業です。対象には肌で接しないといけません。講演を聞いてすぐできると思うのは間違いです。なぜならそれは講師の体験であり、講師が苦労して作りあげた学業なのですから。講演をヒントに自らの体験を重ねていかないと勉強にはなりません。つまりそこは"独学"ですね。

不良補綴物を外すというのは、それをキッカケに全顎治療に進むかもしれません。そうなるとエンド、ペリオはもちろん咬合様式も咬合高径も、歯の形態色調もアンテリアガイダンスも、十分に考えないと先に進めません。日常診療が即学問の場となり、技術鍛錬の場となるわけです。さらにいえば経営形態もそれによって変わるかもしれません。冠を外すということは、そういうことにつながるのです。

Chapter 6 歯科にかかわるウンチク

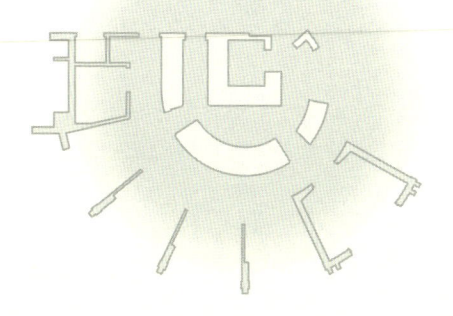

Chapter 6 歯科にかかわるウンチク

47 「エステ」ってなに？

　女性たちの会話のなかに、しばしば"エステ"という言葉がでてきます。そうかと思うと、講演会などでは「エステティック・デンティストリー」などという言葉も聴かれます。
　共通語は"エステ"ですね。エステってなんでしょうか。
　女性のいうエステというのは、エステ店特有の化粧品を使って、顔あるいはボディーをマッサージすることらしいのです。もちろんそれだけではないでしょうが。一方、エステティック・デンティストリーは，通常は審美歯科と訳されていて、もっぱら歯を白くきれいにすることであるらしいのです。
　一般の人たちの話を集めてみますと、顔やボディーのエステは、肌の若返りを図り美しくするためのものであり、一方審美歯科というのも、歯をきれいにみせるための漂白（ホワイトニング）をしたり、ポーセレンを歯に貼りつけたりすることだという認識のようです。つまりエステとはともに美しく装うことという意味なのでしょうね。だとしたらエステではなく、コスメの方が似つかわしいでしょう。文字どおりだからです。
　エステというのはおそらく Aesthetics からきた言葉で、Aesthetics とは審美学もしくは美学と訳され哲学の一分野なんですね。つまりものすごく硬い学問なのです、本来は。
　しかも Aesthetics を審美学と訳したのは、ご存知森鷗外です。そしてこの Aesthetics にも歴史があって、もともとはギリシャ語由来のラテン語である Aesthetica からできた言葉です。
　もう少しいうと、18世紀にドイツにバウムガルテン (1714-62) という哲学者がおりまして、人に快感を与える詩などの美的価値を考察する学問として「感性学」という学問を提唱し、これに Aesthetics という言葉を用いたんですね。ただこれは"感性"の学だから本来は哲学ではなかったのです。ところがこのあと、ご存知の哲学者カントがこれを哲学に昇格させ、審美学とした上でこれに同じ Aesthetics の文字をあてました。つまりこのとき以来、高尚な哲学の一分野としての独自の地位と領域を獲得するに至ったわけです。
　カントの『判断力批判』によれば、「美は"趣味"という能力で判断される」と

いっているのです。ちょっと説明を加えますと、美的判断が趣味判断というならば、それは個々人のそのつど偶然的に生ずる"快"という単に主観的な感情に基づくに過ぎないはずなのですが、それにもかかわらずそれが個人的な快感でありながら、同時に誰でもが共通に持っている普遍的な感情であり、したがってこの美に対する"快"の感情こそ普遍的な価値を持つものである、というんですね。つまり誰もが持っている普遍的な概念、すなわち理性とか悟性(ごせい)と並ぶ哲学としての考察の対象となりえるものだとして、美学という学問を展開したわけです。

　エステ、Aestheticsとは実はこんなに肩の凝る学問として出発したものなんですね。だから硬く難しく考えろ、というわけじゃありませんが、ただあまり軽々しく使うのもどうかなと思うわけです。

　エステティック・デンティストリーは戦後アメリカから入ってきた言葉で、それをそのまま審美歯科と訳しただけで、おそらく使った先生方もそれほど難しい意味にはとっていなかったでしょう。むしろ美容の世界でエステ、エステといいだしたり、美容整形外科とかがかなり女性たちの関心を集めだしているなかで、審美歯科という言葉も普及しはじめたんですね。

　ちょうどホワイトニングの技法がアメリカから入ってきており、さらに金属焼付ポーセレンも普及しだしたころですから、審美歯科という言葉も「市民権」を獲得するにはそれほど難しくなかったのです。ただ審美歯科の意味が、単に"歯を白くする"ことに主としてとらえられたのは心外ですけれど。

　しかし考えてみますと、審美歯科は実学としての"美学"ですから、哲学云々よりもその元の「感性学」に戻って考えた方がいいのかもしれません。事実，どのように咬合を回復し、歯ならびに歯列を美しく顔貌と調和させるか、これは高度な技術と"感性"を必要とする歯科技術ですね。

　そして面白いことに、社会一般の美に関する欲望の増大こそが歯科器材を発展させ、歯科技術を向上させる原動力になったともいえます。つまり"エステ"の一つの"功"なのかもしれませんね。

　いまや歯科は"美しさ"を抜きには考えられなくなりました。そのためには繊細な技法と高度なセンスが要求されているわけです。つまりリハビリテーションだけでなく、アメニティーも歯科における重要なテーマなのです。歯科医学と同時に、「審美歯科の社会学」も考えなくてはいけないのかもしれません。

Chapter 6 歯科にかかわるウンチク

48 顔と歯の意味するもの　その1

　いまの若い先生方はご存知ないかもしれませんが、ちょっと昔，大宅壮一という著名な評論家がおりまして、その人は「駅弁大学」とかテレビによる「一億総白痴化」などという有名な言葉を残した人物です。その大宅壮一はこんな言葉も残しているんですね。

　「男の顔は履歴書である」　この言葉は実にいい得て妙で、たしかに風雪に刻まれた皺の数々は、男のたどってきた履歴を物語っています。まさに「四十過ぎたら自分の顔に責任を持て」という言葉と表裏一体でして、我ながら忸怩たるものがあります。

　あるいは昔からいう「男は度胸、女は愛嬌」というのも、ある意味本質をついた言葉で、いわれてみると男としての本分を尽くしているかどうかいささか不安でもあります。つまり度胸にしても愛嬌にしても、知らず知らずに顔に表現されてしまうもので、その積み重ねが現在の自分の"顔"になっているわけですね。

　いうなれば「顔」というのは個人の識別や喜怒哀楽という感情の表現のみならず、年齢や身体の調子さらにはその人の性格あるいは優しさ厳しさ、女らしさ、男らしさ、若々しさといったものから、風格や存在感そしてその人の生きてきた風雪までも表現してしまいます。まさに多岐多様な存在だといえます。

　また「顔」というのは、ときに人間そのものを表現することもあって、顔が利いたり、顔を貸したり、顔をつぶしたり、いろいろあるわけです。「顔色」というのも、顔色を伺ったり、顔色を変えたりすると、ことと次第によっては面倒なことになります。結果、顔色なしということになれば、身の置きどころがなくなることにもなります。「紅顔」というのは美少年のことですが、「厚顔」ともなれば、その次には「無恥」という言葉がくるほどに、その人の嫌悪すべき性格ないし精神状態をいうわけですね。

　それほど左様に"顔"というのはさまざまな意味を持っているものなのです。この意味するものを、さしあたってふたつに分類すると、識別性や表情といった構造ないしは"機能的側面"と、その顔のかもしだす感性的雰囲気や社会的

存在感といった"文化的側面"に分けることができます。

　ちょっと理屈っぽくなるんですが、実は文化記号論という学問がありまして、「言葉」や「物」を考えるとき、その意味するものや表現しているものをふたつに分けて考えるんですね。「男の顔は履歴書である」というレトリックは、現在の顔というものが単にいまの顔かたちや表情を表しているだけでなく、積み重なった風格や存在感も同時に表出しているといっていますので、つまりは二重性を帯びているのです。こういった存在を文化記号論では、「記号」といっております。

　別の例をあげれば、「永田町では…」なんて言葉が新聞やテレビでですね。この場合「永田町」は単なる地名だけではなくて、国会議事堂のあるところ、つまり代議士先生の集まりを指しているわけです。あるいは薔薇はバラの花であると同時に、ときに恋人に捧げる愛の言葉でもあります。こういった場合、顔も薔薇も永田町も文化記号論では、記号的存在と位置づけられます。

　この文化記号論は、スイスの言語学者フェルディナン・ド・ソシュールによって提唱されたものですが、ちょっと難しくいうと物や言語をその直接的な意味作用である表示的意義（デノテーション）(表面にあらわされた意味)と、より高次な意味作用である共示的意義（コノテーション）(裏面に秘められた意味)のふたつに分けて考え、このふたつを「記号」の意味作用とするわけです。

　何でこんな面倒なことをいうかといいますと、世の中にあるさまざまな物や文化現象を、その意味するものを解析することによって、その本質に迫ることができるからなんですね。

　このことは身近な例でいいますと、別に特別なことではありません。たとえば恋人たちが見つめ合うのはお互いの目をみているからではありません。目の奥に秘められた何かを探ろうとしているのでしょう。あるいは恋人や奥方の顔色を伺うのは、まずいことがバレているかどうかを探るときです。事件の痕跡もそれが何を意味しているのか探るのに重要な根拠になるのです。つまり記号論というのはそんなに難しいことではありません。

　さて「顔」が記号なら「歯」はどうでしょう。もちろん記号なんですね。明眸皓歯の意味は、美人のことであり、美しくきれいに並んだ歯は清潔の証拠ですし、逆に汚い歯は不潔に捉えられます。

　「審美歯科」を考えるとき、この記号論が一つの有力な鍵（キー）になるんですね。

Chapter 6 歯科にかかわるウンチク

49 顔と歯の意味するもの その2

　いま街を歩いていると、審美歯科とかホワイトニングと書かれたカンバンをあちこちで見かけます。三十年ほど前にはそういうカンバンはどこにも見かけませんでした。今でも法的にはそういう表示は公式には認められていないんですね。

　しかし厚労省の見解がどうであろうと、審美を無視する歯科医は存在しないし、ポーセレンや光重合レジンの発達は一にそこにかかっていることは明瞭です。いまや審美歯科は市民権をえた、といっても過言ではないでしょう。誰もが美しい健康的な歯並びを願うし、歯科医もできるだけそうしてあげたいと努力しています。

　なぜ審美なのか。

　簡単にいえば、歯は外から"見える"からです。とりわけ前歯はよく見えます。見えなければそれほど問題にはなりません。その証拠に、奥歯に少々問題があろうが痛くなければ前歯ほどには気にしない、それが人間ってものでしょう。

　"見える"となぜ問題なのでしょうか。

　それは"見える"ことによって、それこそいろいろなものが"見えてしまう"からですね。

　美しさや醜さだけではない、その人の素性や性格や生活状況まで推測されてしまうかもしれない、もちろんその人の魅力のあるなしというものもそこに象徴される場合だってあります。

　しかもその人の引きずってきた歴史というものまで見えてくることもあるのです。

　つまりその人のたどってきた地域的、経済的、社会的状況の歴史が、個人の歴史とともに歯牙歯列に重層的に刻みつけられていて、しかもそのときどきの国力や文化のあり方といったものまで明瞭に影を落としているのです。たとえば歯に装着された金や銀、レジンやセラミックというもの、床義歯やインプラントといったものは、機能や美醜だけではなくて、ある意味その国の力さらにはその人の知性や感性や経済力、あるいは時代の感性、ファッショ

ンまでを微妙に反映した結果であって、その時代のありようと個人の生きた証(あかし)を巧まずして象徴してしまっているんですね。

　"時代のありよう"とは一つは歯科医療の歴史でもあって、そのときどきの歯科のレベルが正確に刻まれます。もちろん歯科医師個人の記録がそこに刻印されるわけであるけれども、その総体は明らかに時代を反映しています。

　実は前項に「歯は記号である」と述べたのも、歯を「文化記号論」的に考えると外から見える歯というものに、こういった個人や時代の感性というものまでが見えてくるからです。わたしたちは毎日治療しながら、まさに時代の流れのなかに当然のことながら生きているんですね。

　ところで、若い先生方はあまりご存知ないかもしれませんが、戦後の日本の歯科医療の歴史はちょっと奇妙なものだったといえます。戦後の高度成長とともに歯科医療は進展していったのですが、最初にはじまった議論は"咬合論"です。それはセラムコの導入をともなう補綴から近代的歯科医療がはじまったからなのです。当然のようにやがてエンドが問題になります。だから補綴の次にエンドがブームになりました。しかしそれでも補綴がダメになります。ペリオが次に登場してくるのは当然のことでしょう。おそらく今現在の高齢者の多くは、歯科のこうした歴史を引きずっているといってもいいのです。

　こうしてすべてが逆の順序で登場してきたわけですが、ようやく十数年ほど前から歯科医療全体の形がどうやら整えられてきて、それぞれの分野が進歩発展し、かつそれら相互の関連と統合が論議の的になっていることからみても、近年の歯科はトータルな進歩を遂げてきたといえます。そしてそれと平行して発展してきたのが「審美歯科」ですね。

　それにしてもなぜ審美歯科が市民権をえたのでしょうか。厚労省がいまだに正式名称として認めていないのに。おそらくそれは人間のもつ"欲望"というものの発展にその源があります。QOLというのはその姿の一つですね。

Chapter 6 歯科にかかわるウンチク

50 欲望について　その1

　「衣食足りて礼節を知る」という言葉があります。確かにそうで、食えなくなると人間何をしでかすかわかりません。もちろん「腐っても鯛」で、貧乏してもプライドだけは失わない人もいます。しかし大方は「貧すれば鈍する」なんですね。やはり人間節度を保ち、礼節を失わず、相応の美意識を保つには、ある程度の経済的、社会的安定がなくてはならないのです。そして人間はそのなかで成長をします。成長とともに見る目も広がります。ほかと己との比較のなかで欲望もまた成長するわけです。

　この成長の過程で広がっていく欲望ということに関して、よく引き合いに出されるのがアメリカの心理学者アブラハム・マズローの『欲求の階層（ヒエラルキー）』説です。すでにご存知の方も多いと思いますが、一応マズローの説をかいつまんで述べますと、人間の生命維持に関する欲求である食物や水や睡眠といった生理的欲求がまず満たされ、さらに安全や安定が一応保たれた場合、つまり基本的欲求が満たされると、次に「愛と所属の欲求」が現れるといいます。人は家族であれ集団であれそこに所属していることを確認し、人と人との抜きがたいつながりを意識し、そのなかで行動をとるということですね。独りでなく、誰かしら人とつながり、人との愛を求めるわけです。

　そのうえで人と人との間に存在する自分というものの意味を考えます。他人が自分をどう見ているか、さらには自尊心というものも他人との相対化のなかで芽生えてきます。マズローはこの欲求を「承認の欲求」と呼んでいるんですね。そして十分な自己承認を持っている人はより自信があり、有能で生産的であるけれど、自己承認が不十分であると劣等感や無力感を抱くことになると述べています。

　さてここまできたその上で、人間には「成長欲求」があるのだというわけです。マズローによれば、人間には「自己実現」に向かって常に成長しようとする欲求があって、それによって才能とか創造性とか好奇心とか個性とか愛情とかいうものの絶えざる発達がうながされる、というわけです。人間とはこんなもので、要するに基本的欲求が満たされれば、人は上へ上へと欲求を大きくし、成長していくのだということですね。このことは恵まれた国と恵ま

れない国とを考えてみればすぐわかることだし、個人でみても同じことでしょう。貧しいと何もできないのは古今東西同じです。逆に満ち足りれば、違いを求めて欲望はさらに広がります。そして多様化された欲望に裏打ちされた美意識は、当然のように四方八方に広がり尖鋭化していきます。かくて複雑に絡み合った美的欲望が巷に氾濫するということですね。

　さて一時ほど騒がれなくなったけれど、いわゆるブランド品は依然としてブランド品ですね。ブランドがブランドたりえる理由はその品質、デザイン、希少性そして高価という裏づけとともに、選ぶ側の感性や経済力や社会的立場が問われるからです。強い美意識だけでなく、所有する誇りという「差異」の意識がそこに表れます。つまり有用性以上にイメージや意味が強く働くわけです。ベンツやエルメスを考えればすぐわかりますね。そのときそれらは"記号"になるわけです。

　フランスの社会学者ジャン・ボードリヤールによれば、「商品は消費者の生存的な欲求や物質的な欲求を満足させるためだけに存在するのではなくて、重要なことは商品がそれらの経済的属性を超えて"記号"と化し、社会的、文化的な脈絡のなかであたかも"言語"のような意味作用をしている」のだといっています。「記号」というのはこの場合「意味」と解すればわかりやすいと思いますが、とにかく商品というのは、物的価値以上に感覚的な価値が重要視されるようになったという見解であり、ここにまた"美的欲望"そして"差異"という問題が大きく世の中を動かしていることに気づかされます。

　つまり「モノ」が「コト＝意味」によって選別されるのです。豊かな社会とはこうした現象が巷で起こる社会であり、もう少し付け加えればこういういわば"記号化"された社会、モノの意味をめぐって尖鋭化された"視線"が交錯する社会のなかで誕生してきたものの一つが、「審美歯科」だといえるでしょう。

　もちろん、あらかじめおことわりしておきますが、審美歯科が特別に存在するわけではなくて、当然以前から続いている「包括的歯科医療」の上に成り立っているわけです。ただそれに人間のより強い美意識が働いて、従来のモノ志向が強かった部分にコト志向が加わり、そしてその新しい切り口によってさらに歯科医療に審美的な技術力の発達をうながす結果をもたらしたというわけです。多彩なポーセレンテクニックや硬質レジンの改良発達、そしてインプラントや歯周治療や口腔外科の発達が、人びとの審美的な関心の強まりのなかでより加速されたということですね。

Chapter 6 歯科にかかわるウンチク

51 欲望について その2

　前項でマズローの『欲求の階層説(ヒエラルキー)』について述べましたが、つまりは美的欲求を保証するのは政治の安定と経済ですね。とりわけ経済の充実したところに"偏在的"に「美」が生まれてきます。そしてそれは明らかに歴史が証明しています。

　一般に一つの社会というものが経済的にも文化的にもある成熟した段階に近づくと、人間が本来持っている普遍的な感情、すなわち美意識というものが突如さまざまな形をとって文化の表層に浮かび上がってまいります。

　中世あるいは近世の貴族社会を見ればわかりますように、特定のグループ社会での経済的、文化的成熟はその時代における尖鋭的な"美"を形としてまた雰囲気として作るんですね。絵画、彫刻はもちろん、建築や演劇や音楽や詩や文学、さらには装飾品や衣服や式典、料理といった具合に、姿・形としてその文化を作っていくわけです。

　10世紀わが国の平安時代を彩る輝かしい文学や美術、15世紀ルネッサンスのメディチ家のフィレンツェの工芸美術、あるいは18世紀ロココのルイ王朝の建築や美術、これらはその時代の文化の頂点を示すものであって、いかにその美意識が圧倒的であったかは、残された美術品の数々を見れば誰しも納得することでしょう。

　もっともここでの美はひたすら特定の社会、つまり貴族社会の用に供するためのものであって、一般大衆とは引き離された社会の出来事でした。それが一般大衆の美意識を十分に目覚めさせるには、ずっと後の20世紀の後半を迎えなければならなかったのです。産業革命を経て近代工業化社会を過ぎ、そしてよくいわれる"脱工業化社会"あるいは"高度消費社会"といわれる時代を待たなければならなかったんですね。とりわけ日本はそうですね。

　1960年代からはじまる高度経済成長政策による経済の進展とともに、社会の様相は大きく変わってきました。あのバブル期に象徴されるように、日本における未曾有の豊かさが消費構造を大きく変えさせたばかりでなく、人びとの"心情"も変えていったのです。つまりだれもかれもが"ゼイタク"になったのです。

経済の変遷にあわせてモードもファッションも目まぐるしく変わり、消費は消費を生んで、いわば過飽和な大衆消費社会を作り上げました。かつての王侯貴族でさえ持ちえなかった便利な品々や美味な食卓を、あるいはさまざまな趣味というものを文明の進歩によって今や一般大衆が持ちはじめたというわけです。しかもなおかつ商品は有り余っています。

　不景気風が依然として漂っている現在でも、ユニクロやニトリという低価格商品が普及しているなかで、その消費構造はメチャクチャ大きくは変わってはいません。ただ過飽和の意識の一方で、消費材への選別の目はむしろ厳しいのです。美意識は今まで以上に大衆化尖鋭化しているからです。この美意識の尖鋭化ということは、高度の消費材のより大衆化という現象を引き起こしているように思えます。

　つまり前から述べているように、美意識によってモノが記号化したとき、そこに同じ用途をもつほかのものとの「差異」を感じとっており、人はモノの機能的差異と同時に記号的(意味的)差異に注目するようになります。そしてもし両者にそれほどの差異がないことを認めると、当然のように低価格のほうに向かうようになります。すなわち大衆化することになるわけです。あるいは高価格のものが低価格にならざるをえないのです。そこへインターネットやテレビなどによる多量の情報の発信が拍車をかけるのです。

　いまや審美歯科もかなり大衆化していますね。前歯のセラムコは中高年以下では都市では当たり前になりました。インプラントも特別なことではなくなりつつあります。技術・材料の発達普及と並んで、一般の人たちの美意識の閾値が上がってよほどのことでないと驚きません。そのなかで歯科医院がその"ちがい"を示すのは、容易なことではないと思われます。

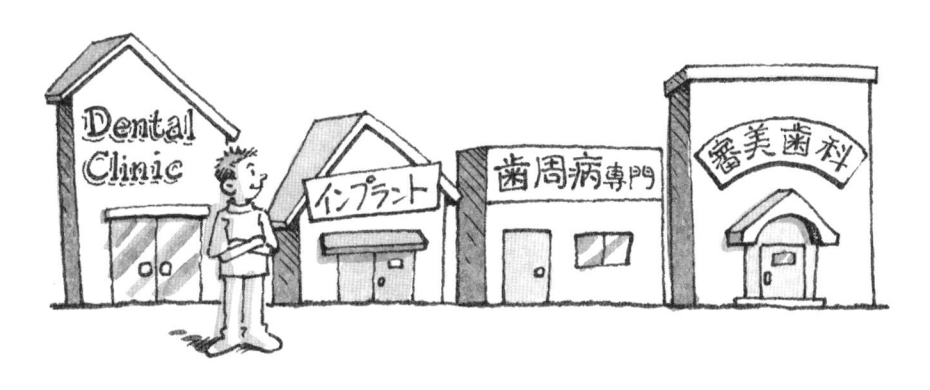

Chapter 6 歯科にかかわるウンチク

52 "見える"ということ

「心ここにあらざれば、視れども見えず、聴けども聞こえず、食らえどもその味わいを知らず」(『大学』)

誰でもご存知の中国の名言ですね。実にいい得て妙で、人間関心がなければ何事も見えもしないし、聞こえもしません。虚しく通り過ぎていくだけです。家の中、雑踏の中、電車の中、人間案外そんなものですね。何事も日常化すると"慣れ"の中に入って、目に入らなくなります。野に咲く可憐な花も人が見てはじめてそれが"美しい存在"になるのであって、そうでなければただの草花です。

"歯"というものも、それが"美しい歯"であるかどうかは人の共通の認識があってはじめて成り立つわけで、社会的にも個人的にも関心がそれ相応にあるというのが条件です。つまりある一定の文化的レベルが必要なんですね。わたしたちのいう"白く美しい歯"という概念も、したがって比較的新しい概念で、昭和30年代前半までは前歯でも金冠やサンプラ冠が普通でした。日本はまだまだ貧しかったし、歯の美しさまで関心はまわらなかったので、歯の欠損や歯列不正は珍しくないし、特別に奇異なことではありませんでした。よほどのことでなければ、それは目立つことではなかったのです。

その時代むしろ金冠というのは経済的な差異化であって、金持ちほどそうだったのです。つまり歯をどのように修理加工するかということは、もちろんその時代の歯科医学のレベルでもあるけれど、ひとたび金やサンプラが普及してしまうと、それが普通のことになって、それが時代の"好み"になります。金やサンプラ以前つまり近代歯科医学の導入以前は、いわゆる「おはぐろ」が女性の歯を彩っていたのですね。

つまりわたしたちがいう「健康で美しい白い歯」という概念はたかだかここ三、四十年のことで、具体的には高度消費経済がわが国に根を下ろしてからのことであり、日本にも欧米に匹敵する高い経済力が成立してからのことなのです。ですから"生まれつき人は白い歯を望む"ものだというのは少し違います。もしそうだとしても歯に人びとの目がいき、"記号化"しなければ"白いきれいな歯"という認識は生まれなかったかもしれません。

つまり豊かさが生み出した「時代の感性」、すなわち人びとの美意識の高まりによるものだといっていいのです。まさに「衣食足りて、礼節を知る」(『管子』)ということなんですね。
　戦後の豊かさというものはもちろんそれが経済の分野というだけではありません。重要なことは、人びとがやっとひとりひとりお互いの"顔の見える社会"を作り出したということです。人間お互い同士がひとりひとり細かなことまで関心を持ちはじめた、つまりひとりひとりの"個"が確立しはじめたということです。立場や振舞いだけでなく姿かたち、服装に至るまで視線を向けるような、それぞれの個性の必要性を認識しだしたということですね。貧しい頃はかまっていられなかったことが、かまうようになったということでしょう。それだけ余裕ができたのです。
　よく「その他大勢」といいますが、これはつまりは「群集」であって、「群集」には顔があって顔がない、ひとりひとり認識はしません。一つの群れに過ぎないからお互い美意識の働く対象にはならないのです。人間の歴史というのは永い永い間そうでした。「美」というのはかつて一握りの特権的な階層にのみ存在していたのです。
　現在の世の中のように豊かになって"個"が確立し、人びとが互いの自我を主張し表現するようになったということは、とりもなおさず同時に他者を眺め、その差異と同一に注目することになったということです。人びとは相対化のなかで己を主張します。なぜなら現代ほど人は自らの欲求についてかなりの点で自由であり、それがゆえに逆にその方向と限度について不安になるのです。どうすればよいのか自信がないんですね。だからひとたび他人との差異に気がつけばその差異に関心が集まるし、また逆に同一のなかに安心と不満も生まれ、人びとはこの差異と同一化の同時欲求という二律背反のなかで生きることになります。流行には乗らなきゃ不安だし、さりとてそのなかに埋没してしまうのもいやだというわけですね。この差異化と同一化の同時要求というのが世の中に"流行(ファッション)"の生まれる源泉なんですね。やはり他人(ひと)の持っているものは持っていないと不安になります。しかし同じ持つなら際立ったものを持ちたいのです。それがブランドを生み出すのです。歯科の"白い歯"というのも、この同一化と差異化のなかで広まりました。
　わたしたちが注意しなければいけないのは、ただ"白い"のではなく、それが病理学的にも生理学的にも適応性のある"健康な"歯を再建しているかどうかですね。歯の「記号性」に惑わされてはならないのです。

Chapter 6 歯科にかかわるウンチク

53 "視線"の意味するもの

　パリに出かけていつもいいなと思うのはパリのカフェです。道路にはみ出すように小さな丸テーブルと籐椅子が並べられ、そこに座る人びとは道行く人びとを眺めながらお茶を飲みます。もちろん道行く人もカフェの人びとを見ているわけで、この雰囲気が何となくオシャレな感じでステキなんですね。
　一説によるとパリジャンやパリジェンヌのあの洗練というものも、カフェから生まれたといわれていて、つまり"見たり、見られたり"するなかで流行が生まれ、洗練されていくわけでしょう。もちろんカフェだけでなく、行き交う人は大なり小なり刺激を受けます。そういうところから、ファッションは生まれてくるんですね。もちろん一方向にせよ新聞やテレビ、雑誌、インターネットというのも大きな情報の発信源です。わたしたちはそういったさまざまな視線や情報に囲まれて生活をしているわけですね。
　しかし考えてみると、その何気ない上下左右自由な「見る・見られる」の関係も実は比較的近い時代に成立したもので、前項で述べたように戦後ようやく現在に近い状態になったといってもいいのです。
　評論家山崎正和氏の著書に『柔らかな個人主義の誕生』という本がありますが、そこにはこんな文章があります。「いわば前産業化時代の社会において、大多数の人間が"誰でもない人(ノーボディ)"であったとすれば、産業化時代の民主社会においてはそれがひとしなみに尊重され、しかしひとしなみにしか扱われない"誰でもよいひと(エニボディ)"に変わったといえるだろう。そしてそうであればこそ、この時代は国家の統一的な政策の有効な時代であり、制度的な義務教育、国民皆兵の徴兵制、一律的な福祉政策といった、人間を集合化する問題解決の方法が発達したのである。これに対していまや多くの人びとが自分を"誰かであるひと(サムボディ)"として主張し、それがまた現実に応えられる場所を備えた社会が生まれつつあるといえる」。前項に言及した「顔の見える社会」というのは、実はこの山崎氏が用いた言葉で、人びとがまさにひとりひとりサムボディ(誰かであること＝顔のある人)として主張する社会をそう表現したのです。ですから"見る・見られる"関係というのは、山崎氏のいう「顔の見える社会」において成立したんですね。

それよりずっと以前ノーボディの時代、いうなれば"顔の見えない"群集の時代では、人びとは自分の一族の過去を歴史として振り返ることもなければ、同時代人として互いに視線を交わして存在の確認をしあうということもありませんでした。"視線"はもっぱら"上下関係"つまり支配者と被支配者との関係のなかでのみ成立していたわけです。この関係が少しずつ変化し解体していったのは、産業が勃興し市民社会が形成されはじめたからですね。その現象の一つの例として、19世紀半ば近くにダゲレオタイプの写真術ができる(1837年)のですが、早速これを使った肖像写真が生まれてきます。もちろんこれは肖像画の代替物ですが、元来肖像画というのは貴族や上流社会の特権物で、その貴族の歴史のなかで役割を示し、政治的社会的身分の象徴みたいなものですから庶民の間ではなかったものです。肖像写真もですから最初は貴族たちがはじめたものなんですね。しかし写真術が改良され普及しだすと特権階級の思惑とは裏腹に、この肖像写真が一般の人びとの間にも流行りだします(1847年頃)。これは従来の支配関係にほころびが生じてきたことであり、特権的な身分の崩壊の一現象を示すものといえます。評論家多木浩二氏も『視線の政治学』で述べていますが、これは今まで決して"見られる"存在ではなかった大衆が"見られる"ようになったということなんですね。つまり"見る・見られる"の関係が今まで上下関係のなかでしかも下からの一方向のみで成立していたのが、この写真術の発達と肖像写真の普及によって一部にせよ横の関係としても成り立ってきたことを物語っております。

　ところで写真というのは貴族と庶民の差は写真の上では関係がありません。そこにあるのは被写体としての存在だけです。むしろ写されたモノや人の個性のほうが強く表現されてしまうわけだから、写真の前では等価です。肖像写真は意味が薄れ、人物写真へと移っていきます。こうして特権的な人物も無名の庶民も等価になり、肖像画から肖像写真へと流れてきた視線の縦の系譜は、写真の前での等価性によって視線は横に広がり、社会の微妙な変化を先取りするように無意識のうちに"個"がそこにわずかながら表現されるようになったわけです。

　"見る・見られる"の関係はまさに社会のあり方と重なりあい、しかもそれによって権力を行使したり、社会を統合したりする仕組みとしても作用してきたのです。つまり"視線"というのは、社会制度やしきたりや道徳や生産関係とも連動し、それが社会的コードにもなっていたということですね。

　"視線"の行方がただものではないことがおわかりいただけたでしょうか。

Chapter 6 歯科にかかわるウンチク

54 記号、分節、コード、歯科

　サッカーファンなら誰でも知っていることですが、アジア予選のときにトルコがアジアに入っていました。このことは通常の日本人にとってはちょっと意外なのですが、ヨーロッパの人たちからみると当然のことであるらしい。ヨーロッパ人におけるアジアとは、トルコ以東なのですから。「アジア」というのはアッシリアの言葉で「アス」つまり東という意味で、トルコのボスポラス海峡で東と西に分けました。ちなみにヨーロッパはギリシャ神話の美女「エウロパ」からできた言葉です。もっとも国によってアジアの分類は違っていて、日本から見ればせいぜいインドまでがアジアで、それから西は中東ですね。

　なぜこんな話をするかというと、地球の上には当然のようにたくさんの国があります。それをある地域ごとにまとめてそれにそれぞれ意味をもたせます。そうすることが地理学的にも国際政治学的にも便利だからですね。ヨーロッパだのアメリカだの南米だの東アジアだのあるいはアフリカだのと分けると、その違いがはっきりしてきていろいろと都合がよいのです。こういうふうに途方もなく広がっているところに線を入れて、区別してやることを記号学では「分節」といいます。

　写真や絵画もそうですね。目の前に広がる風景もキャンバスやフィルムのなかに截（き）りとることで芒洋たる眼前の外界に意味が生じます。景色であれ、建物であれ、静物であれ、あるいは人物や街並みであれ、人間の眼で截（き）りとられた瞬間に意味が生ずるのです。紛争や事件などテレビや写真の報道はその典型ですね。かつて「決定的瞬間」といわれた報道写真家キャパの一連の現場写真は、生々しい闘いの現場の緊迫を伝えて世界中の人びとを驚かせました。あるいはメープルソープの映像に描かれた繊細華麗なヌードや花の造形美、ブラッサイが描写したパリの裏街に蠢（うごめ）く民衆の生態。土門拳によって截（き）りとられた仏像の神秘的な相貌。皆観る人に深い芸術的感動を与えるのです。

　この「截（き）りとる」ことすなわち「分節する」ということは別のいい方をすれば、ほかの部分から区分すること、つまり「差異化」することですね。ですからこの分節するということは歴史という概念にも起こります。長くノッペラボーな時間の流れに区切りをつけてそれぞれに名称をつけ、そこに歴史としての

意味付けを行うわけです。古代とか中世とか近世あるいは天平とか平安とか元禄とか文化文政とかいうのはみなそれによって時代の特色を浮かび上がらせるためです。つまり一つの時間の流れに意味を見いだし、ほかの時間の流れと"差異化"することなのです。

さて、今までモノの意味する"記号"の話や、地図の話、歴史の話をしてきましたが、そこに共通しているのは"意味"ということです。この「意味」ということは、実はそれを理解するためには共通の了解事項が必要だということです。コトバにはコトバを話す人びとの間に共通の文法や発音や文字があるように、モノの意味する内容を理解するには共通の了解事項があるわけで、この"決まり"のようなものを「コード」とよんでいます。文化は文化を構成するコードがあって、これがわからないと文化はわかりません。モノが発信する意味がわかりません。もちろんモノの発する意味は複雑で、やさしいのから難しいのまで限りなくあって、とりわけ芸術作品の意味は難解です。たとえば現代詩などの難しさは、わたしたちがそのコードを理解していないからかもしれません。

では歯科では分節だのコードだの話が成り立つのでしょうか。たとえば口腔全体を診ることから、疾患のある歯を一本一本診ることまであるけれど、この行為はそれぞれを"截りとって"いるんですね。つまり"分節"しています。あるいは時間の流れを区分することでも、術前、術中、術後というふうに分けるとき、それは時間軸を"分節"していることになります。それぞれ差異を診ているわけですね。あるいは崩壊した歯牙歯列から何を読み取るか、発赤腫脹した歯周組織から何を見いだし、どうその症状を理解するか、これらを理解し解決方法を思考するには、それらが発信する意味を理解するためのコードが必要でしょう。歯科医学とは、症状の背後に隠れるコードを見いだし解読することでもあるのです。

ところで「記号論(学)」というのはヨコ文字ではSemiologyまたはSemioticsといいますが、実はこのSemiologyあるいはSemioticsは、医学用語では「症候(徴候)学」のことです。Semiologyとは、むしろ徴候学のほうが一般的かもしれません。なぜ同じ言葉を使うのでしょうか。おそらく記号学にせよ、徴候学にせよ、あるモノやある性状から意味を読み取ることであり、またその背後にあるコードを解読することであって、このことにまさに共通したものがあるからでしょう。こうしてみると「記号学」と「医学」とは、まんざら縁がなくもないんですね。

Chapter 6 歯科にかかわるウンチク

55 記号の世界へ…ふたたび

　　秋の日の　ヴィオロンの　ためいきの
　　身にしみて　ひたぶるに　うら悲し
　　鐘のおとに　胸ふたぎ　色かへて
　　涙ぐむ　過ぎし日の　おもひでや
　　げにわれは　うらぶれて　ここかしこ
　　さだめなく　とび散らふ　落葉かな

　上田敏の名訳で知られるフランス象徴派詩人ヴェルレーヌの有名な抒情詩です。ヴェルレーヌは己の悲しき半生を秋の日に舞う落葉になぞらえて、あてどもなく彷徨いつづけた己の来し方、行く末を嘆いているんですね。ここにうたわれる「秋」は同時に人生の秋であり、はらはらと葉を散らしてやがて暗い冬に向かう孤愁索漠(こしゅうさくばく)たる秋と、憂愁深くたれこめる悄然(しょうぜん)たる己の人生の秋を重ね合わせているわけです。

　ここでは「秋」は人生の隠喩(いんゆ)(メタファー)であり、記号論でいえば、季節としての秋はデノテーション、人生の秋はコノテーションですね。このとき「秋」はまさに「記号」なのです。

　　秋来ぬと　目にはさやかに見えねども
　　　風の音にぞ　おどろかれぬる
　　　　　　　藤原敏行(『古今和歌集』)

　あるいはまた、さやさやと鳴る風の音にふと秋の気配を感じて驚くのも、夏の物憂(ものう)い気だるさからいつのまにか淋しい哀感ただよう秋の幽寂(ゆうじゃく)の世界に向かうからで、秋のもつ孤独と憂愁の気分は、黄や紅(くれない)に染まる錦繡(きんしゅう)の樹々の美しさとはうらはらに、やがて木の葉の落ちる滅びの予感のなかに、人を誘い込むからでしょう。このとき秋は、錦秋と憂愁と、季節としての秋の二重三重の意味をもつわけです。そしてさらにそれらが作り出す心象風景に、やがて季節の秋と人生の秋が二重写しに投影されるとき、そこにより一層の哀感を感ずるのが人というものでしょう。

　この秋の"記号性"こそが、しみじみとした旅情や幽玄の世界として、多くのうたに詠まれた理由なのかもしれません。

心なき身にもあはれは知られけり
　　しぎたつ澤の秋の夕ぐれ　　　　　　西行法師
　見わたせば　花も紅葉もなかりけり
　　浦の苫屋の秋の夕ぐれ　　　　　　　藤原定家
　秋深き　隣は何をする人ぞ　　　　　　松尾芭蕉

　もっともこうした哀愁あふれる秋ばかりでなく"実りの秋"や"豊饒の秋"もあって、突き抜ける空の青さを背景にした刈り入れの風景はまさに収穫の喜びに満ちあふれる秋でしょう。

　もちろん秋ばかりでなく、春夏秋冬のイメージはそれぞれ豊富にあって、たとえば春は暗い冬の厳しさから解放される陽春のイメージが強く出て、「水ぬるむ春」とか「風光る春」とか「萌える春」とか、あるいは初夏になれば「緑したたる…」などといった形容がいくらでもでてきます。

石ばしる垂水の上のさ蕨の
　　萌え出づる春になりにけるかも
　　　　　　　志貴皇子
万緑の中や　吾子の歯生え初むる
　　　　　　　中村草田男

　言葉一つ一つがまさに記号そのものといえますね。詩はまさに記号の集まりなのです。

　詩をはじめいろいろな"記号"なるものに接してみると、記号とは実は身近なところにいくらでもあることがわかります。当然詩のような抽象的なものからもっと身近で具体的なものまでたくさんあるわけです。

　たとえば信号機、青や赤や黄が何を意味しているか誰でも知っているし、お巡りさんや駅員の制服、わたしたちの白衣もそうでしょう。あるいは冠婚葬祭の衣装、またヨソイキ、ふだん着、すべてが記号でありそれぞれがそれぞれの意味をもち、それぞれのコードによって維持されているわけです。元に戻りますが、俳句の季語というのも一つのコードですね。

　さて、歯も記号だと前に書きました。だから世の中"白く美しい歯"が好まれますと。感ずるもの、見えるものすべてが記号性をもつのなら、わたしたちはすべからく鋭い感受性とセンスを持つ必要があります。技術を学ぶにしても、ハウツウだけではダメなのです。

　ARTとはもともと技術と芸術の二つの意味を持っていたんですね。

Chapter 6 歯科にかかわるウンチク

56 "動き"の記号性

「顔にはすべてが書かれていると普通いわれている。私は服にすべてが書かれているといおう。けれど、もし顔が光でなければならないとして、服が灯(とも)されるのは体が動いたときだけである。」(『現代思想』青土社)

ソニア・リキエル

　女性ならばたいていご存知のフランスのファッションデザイナー、ソニア・リキエルの言葉なのですが、なかなか含蓄(がんちく)のある言葉です。衣服の美しさとは、それをまとった人間の動きそのものであって、身体を包む衣服のなかの人間の動きが、衣服を通して巧みに表現されたとき、人は美しいと感ずるのだというのです。人間のもつダイナミズムが身体にまとった衣服と微妙に調和し、肉体の動きの強弱が衣服にゆれを作りだすと、衣服は身体とともに美しいフォルムとリズムを表出するということですね。つまり衣服は着てはじめて美しさを作りだし、肉体の動きが布地を舞わせ、その形と色彩のゆれが衣服の美しさを作るというのがソニア・リキエルの主張です。

　しかし考えてみると身体の動きといっても、そのとき身体は自由に動くように見えて実は衣服のなかの身体はそれほど自由ではないのです。身体は衣服の持つフォルムや美的調和をくずさぬ範囲内でしか動けないのです。けれどもこの拘束性と緊張が逆に衣服を着る人間を美しく見せているのかもしれません。しかも衣服は身体の線に沿っているように見えてそうではない。布地のふくらみやひだや柔らかい曲面やすぼまりによってときに身体の線を巧みに隠すかと思えば、ときにボディコンシャスなデザインによって肉体の線をあらわにします。あるいはゆったりと自由な空間を作るかと思えば、胴や腰をベルトでしめつけたりもします。衣服というのはこうした身体の線をなぞりながら、それとはつかず離れずのいわば"自由"と"拘束"の二律背反のなかで成立するものといっていいのかもしれません。そしてその二律背反の最たるものが衣服というものの、一方で身体を隠しながら一方で身体の一部を露出させ、むしろ強調するという側面です。

　清楚もまたエロチシズムも、この隠すということから生まれるものでしょう。いうなれば清楚とエロチシズムは衣装の演出するうらおもてであって、

隠蔽と露出の境界で人が禁じ秘匿するまなざしと欲望を含めた想像力のせめぎあいのなかで現れるものです。そしてその違いはまさに紙一重といったところでしょう。たとえばシックな黒のロングドレスも、大きく脇にスリットをいれたらそれはエロチシズムそのものですね。逆に身体を大きく露出する水着は、通常そのものなら決してエロチックではありません。むしろ健康美そのものを表現するはずです。つまり露出は隠すことによってより強調されるわけですね。このなかからさまざまな記号が生まれてくるのです。

ただ衣服というのは、制服や女性用、男性用、小児服といったその意味のはっきりしたものはともかく、一般に衣服単独では記号としての意味は明瞭ではありません。衣服は身体と一体となってはじめて"記号"となるのです。しかもそれを身に着ける人の雰囲気やスタイルや感性や個性的な動きやふるまいが、さまざまに"記号"を作りだすんですね。

「洗練された」、「気品のある」、「優雅な」、「おしゃれな」、「健康的な」、「スポーティな」、「かわいい」、「大人っぽい」、「若々しい」。こういった形容詞はたくさんありますね。あるいは「幼い」、「安っぽい」、「だらしのない」、「不潔っぽい」、「不細工な」、「成金的」、「キザな」といったものから、「アダな」、「色っぽい」、「派手な」、「アカヌケた」といったものまでたくさんあります。衣装を通して生まれるこうした"記号"は、しばしばその人そのものを表現するものとして理解しがちですね。もちろんその人がそういう姿形を自ら作りだしたのですから当然なのですが。つまり「衣装」というのはまさにそれを身に着ける人そのものを意味しているのです。

ひるがえって「歯」について考えてみましょう。歯も単独であるわけではなくて、顔の表情と一体となって表現されるわけです。つまり唇の動きや目や頬の動きと一体となって歯は外から見えます。顔のなかで歯の形も歯並びもその白さも生きてくるんですね。わたしたちはしばしば"静的な状態"で歯や歯列あるいは歯肉を観察しがちです。もちろんそれは重要なことですが、ときには顔の表情や唇の動きも観察することが大切なのです。顔に表情があるように、唇の動きのなかで歯は生き生きとしてきます。微笑みのなかでわずかにのぞく歯の白さが、その人の美しさを感じさせるのです。

しゃれた衣装が人間の動きと一体となって美しい"記号"を作り出すように、美しい歯も顔の表情のなかで生きてくるのです。「審美歯科」とはそういうことを追求する歯科医療なんですね。

Chapter 6 歯科にかかわるウンチク

57 エントロピーのはなし

「祇園精舎の鐘の声、諸行無常の響きあり、沙羅双樹の花の色、盛者必衰のことわりをあらわす。おごれる人も久しからず、ただ春の夜の夢のごとし、たけき者も遂には滅びぬ、ひとへに風の前の塵に同じ……」(『平家物語』巻第一)

「ゆく河の流れは絶えずして、しかももとの水にあらず。淀みに浮かぶうたかたは、かつ消えかつ結びて、久しくとどまりたるためしなし。世の中にある、人と栖と、またかくのごとし」(『方丈記』鴨長明)

ご存知『平家物語』と『方丈記』の冒頭の文章ですね。ともに人の世のはかなく常なきこと、生々流転の世の中を物語っております。たしかに生きとし生けるものはすべて死にいたりますし、かたちあるものはかならず滅するのは天然自然の摂理であって、何人もこれに逆らうことはできません。この森羅万象すべてが時間とともに姿、形を変え崩壊し、ついには"混沌"の世界あるいは"死"の世界に至ることを、物理学の世界で学問として提唱したのはルドルフ・クラウジウスという学者で1865年のことです。

確か高校時代に「熱力学」というのを習いましたね。「熱力学第一法則」が「エネルギー保存の法則」、「熱力学第二法則」が「エントロピー増大の法則」といったのを覚えていますか。一般的な概念として使われているエントロピーとは「無秩序の度合いを示す物理量」のことです。後に「統計力学」を切り開いたボルツマンによって原子や分子の世界でも熱力学第二法則は証明され(1872年)、さらに1944年にはシュレジンガーによって「生命現象は最終的にはことごとく物理学あるいは化学の言葉によって説明しうる」と予言したといわれますから、とどのつまり、この世にあるありとあらゆるものは、常に"死"の方向に向かって進行していくのだということになるわけです。湯が冷めて水になるように、家も住まなきゃダメになるように、形あるものもやがて崩壊し、生きているものも死からは免れない、そしてその方向は一方向で逆方向はないということですね。

しかし不思議なことに生命というものは、けっこう長い時間、ヒトなら今では70〜85歳ぐらいまでもの間、エントロピー最大の状態、つまり"死"を迎

えません。むしろその間にも生命は成長し、病気になっても回復し長く生き続けます。これはいったいなぜでしょう。その答えとしてシュレジンガーは周囲の環境から「負のエントロピー＝秩序を取り入れる、すなわち"食べる"ことによって生きている」と述べたといわれています。この"負"のエントロピーは後に否定されるのですが、まあわたしたちは食べることによって生きていることだけは間違いありません。

"食べる"ということは、次にそれを消化し吸収することですよね。では消化吸収とは何でしょう。「消化」とは何かといえば「吸収」しやすくするためにできるだけ細かく砕くこと、と答えるのが一般的ですが、これだと答えは実は半分にしかなりません。わたしたちが"食べる"のは植物にせよ動物にせよ、調理したものにせよ生にせよ、自分以外のほかの"生物"、つまり他生物の細胞を食べているのです。細胞にはその生物の住所氏名情報が必ず書き込まれています。あのDNAってやつです。この"他生物"のDNAをそのまま自分の体内に入り込んだら、自分の身体固有の情報系と衝突して大変なことになります(免疫反応)。だから食べた細胞は小腸で"うまく"処理しないと吸収できないようになっています。"うまく"というのは消化酵素を使って細胞を解体し、どこの誰だかわからないようにしてしまうのです。その上で「吸収」して自分自身の固有の細胞を再構築するのに使っているんですね。

ところで「新陳代謝」といいますね。細胞を常に自己再生することで生物は恒常性を保っています。しかし筋肉にせよ骨にせよ常に入れ替わっているわけですから、去年のわたしと今のわたしとは本当は違うんですね。でもDNAによってうまく入れ替わるので一応アイデンティティを保っているわけです。なぜしょっちゅう細胞を作り変えるのでしょうか。それはあのエントロピーが細胞にも侵入してきて、細胞を破壊してしまうからなんです。ですから生物は破壊されぬうちに先回りしてエネルギーを駆使してまで自らを破壊し、その上ですぐにタンパク質を再合成して秩序を再構築するということをやっているのです。つまりエントロピー増大を必死になってくいとめているわけです。それが生命の維持ですね。しかし残念ながらエントロピー増大の法則は、必ずわたしたちをとらえます。そして細胞の再生は困難になり秩序はくずれ、生体の恒常性は失われます。それが個体の"死"なんですね。わたしたちはエントロピー増大の法則からは逃れられないのです。それが"無常"ということなのでしょう。

Chapter 6 歯科にかかわるウンチク

58 エントロピーと歯科医療

　モノがやがて朽ちていき、時とともにさまざまなモノが風化していくのは、「エントロピー」が増大していくからだと前項で述べましたが、ヒトの老化ということもそのなかに含まれます。事実、新陳代謝にも限りがあって、しかも細胞分裂もその回数は通常は有限回なので、いつかは分裂が止むことになります。癌細胞だけは例外として。

　ただし死の前に"病気"というのがありますね。致命的な病を別とすれば、なんとか通常の病を克服さえすれば人は結構長生きするわけです。この場合病をエントロピーの侵入だと考えれば、この患部に溜まったエントロピーを何とか排棄することで、その病から免れることになります。化膿とか炎症を起こしている部分を外科的に切除するということは、まさにエントロピーの除去ということですね。

　「医療」というのは端的にいえば、身体に巣くったエントロピーを放射線、薬物あるいは外科的に排棄し、生体を混沌から救って再秩序化することだといってもいいわけです。初期癌の発見と除去はその典型ですね。

　同じように歯牙歯列におけるさまざまな病、つまりカリエスとか歯周病、口腔外科的疾病、咬合の異常などもエントロピーの侵襲と考えれば、歯科というのはこのエントロピーを除去し形態と機能を再建することだといえます。カリエスを除去し、そこに充填あるいは冠を作るのはまさにそのことですね。そして定期的にチェックしたり除石をするというのも、エントロピーの侵襲から守るということで、成人病検査と目的は同じです。とりわけ機能のみならず形態の回復が重要視される歯科においては、エントロピーの侵襲が即"醜"の記号と等値となり、その除去だけでなく自然感をともなう"美的再建"を要求されるわけですから、考えれば歯科医療というのも結構難しい仕事といえます。

　人は誰でも集団のなかで生きそして活動している以上は、他人の鋭いまなざしを避けては通れません。そこに属する文化レベルの認知したものから大きく外れるものは、何はともあれ"醜"あるいは"異常"とみなされるから、これはイメージの低下とつながるわけです。

歯科医療が一般医療と異なるところは、歯そのものに欠損を生じても自らはそれを再生する能力をもたないということでしょう。自然治癒もなければ歯列が自然に最適の位置に回復するということもありません。ほっとけば咬合崩壊が起きるだけです。しかも困ったことにそのことが"醜"そのものになるのです。"醜"というのはいい方を変えれば、エントロピーの侵襲により顎口腔系の機能と形態が犯されることであり、同時に形態の異常が文化記号の"醜"として人目にさらされます。人としてはまずはこの"醜"から逃れたいところです。

　ところで"醜"というのは外からみえる前歯部にだけあるわけではありません。患者さんのみならず、歯科医も見逃しがちな「咬み合わせの高さ」の変化も"美醜"と大きく関わりがあります。一般に咬合の変化というのは、個々の歯の変容からアンテリアガイダンス、咬合平面、咬合高径の変化までさまざまあるわけですね。そしてこれらの変化、変容が歯の「記号」の意味を変えるだけでなく、「顔貌」の構造と形態、そして顔貌の「記号」も変えてしまう場合も多々あるわけです。

　歯牙歯列というのは、X、Y、Z軸からなる"動的構造体"です。そして顔貌の下顔面は、この歯牙歯列の構造の形態と不即不離な関係にあります。X、Y、Zのどれが変化しても、それは顔貌に微妙な変化を与えることになります。

　たとえば $\overline{6|6}$ を何らかの理由によって抜歯したとしましょう。ほっておくとどうなるでしょうか。$\overline{7\,5|5\,7}$ が傾斜を起こし、それに従って $\overline{7\,6\,5|5\,6\,7}$ も挺出したり位置の変化を起こします。つまり咬合平面の乱れですね。そして咬合の高さも低下しはじめます。このことはアンテリアガイダンスにも影響を与えます。つまり前突がはじまります。もちろん床義歯によっても起こることですね。磨耗した義歯による咬合の低位、そしてアンテリアガイダンスの変化です。

　これらの記号は常に"醜"です。この場合、正常化するには全顎治療になる可能性があります。なぜならXY軸はもちろん、Z軸つまり咬合高径を元に戻すということは、矯正を含めて全顎をいじる必要がでてくるからです。

　"醜"というのは生まれつきなものより、しばしば"後天的"な場合が多いんですね。エントロピーは早く取り除かなければなりません。そして"醜"の記号の指し示す原因を正確に読み解かなければなりません。それが歯科の仕事というものです。

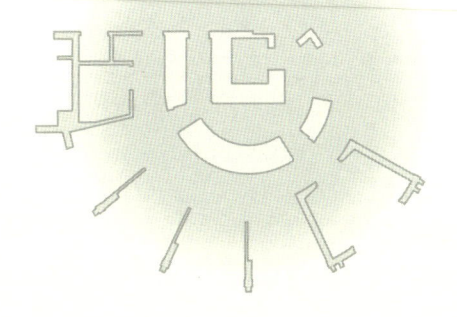

Chapter 7 患者さんとの話題の種／雑学の森

Chapter 7 患者さんとの話題の種／雑学の森

59 日本文化論について　その1 文化論とは何か

　わたしたちはいうまでもなく、"日本人"ですね。しかも先祖代々日本人として生きてきています。つまりもう宿命的に"日本人"として、日本の風土のなかに生きている、ということです。生まれたときから日本の文化のなかに生き、またその日本文化を担って生きてもいるわけです。

　よく「義理と人情のしがらみに」とか「世間に顔向けができない」とか「地縁・血縁」とか、あるいは「親分・子分」だの「なわばり」だの、思えばもう死語になってもおかしくない言葉が、いまでも何かの拍子に口からでたりします。これは案外日本人の本質を突いた言葉で、そう簡単にはなくならない言葉かもしれません。おそらく周囲を見渡せば昔からある古臭いしがらみや因習、しきたり、古風な人間関係といったものを、今でも切れずに引きずっている実態がいくらでも見つかるからなのでしょう。人間関係は思ったよりも保守的なんですね。こういう義理とか人情とかしがらみというものが日本人特有の文化を形づくっているといわれて久しいのですが、こういう民族の気質を作りあげているものも、実は"文化"という言葉で表現されております。

　一般に「文化」といえば主に芸術文化のことをいいますが、文化という意味をもう少し広げて生活の仕方や考え方、人と人との関係の作り方や仕組み、しきたりや世間というものの醸し出す微妙な雰囲気あるいは所属する組織の構造やあり方について考えてみると、そこにはその組織に所属する人たち固有の"文化"というべきものが存在するんですね。芸術文化の造詣の深さというのは個人に属するものですが、民族や国あるいは地域や所属する団体など、いわばその総体が作りだす気質、雰囲気、気分といったものも一つの固有の"文化"と名づけられるのです。そして実は芸術もそのなかで生まれるんですね。

　日本文化、西欧文化、中東文化、中国文化などはそういう意味で分類しているわけですね。学者によっては石の文化、砂の文化、泥の文化といういい方をしている人もいるし、日本のなかでも関東文化圏、関西文化圏、つまり江戸と上方(かみがた)では違うんでしょう。何かが違います。都市文化と地方文化とでも若干の違いがあり、わたしたちの生活や考え方、人間関係というものは時

代の変化だけでなく、属する文化圏の醸し出す微妙な雰囲気の影響を受けながら生活しているわけです。そして何人(なんびと)もそれから逃れることはできません。それはわたしたちを取り囲む時代と文化の作り出す"枠組み"(パラダイム)といってもいいのですが、そういう文化の特質は以前から「日本文化論」としてさまざまに論じられてきております。

日本ではおそらく「日本文化」というものの特質について有史以来論じられてきたはずです。それは中国をはじめとして常に異国の文化の影響のもとで自分たちの生き方、考え方、振舞い方を築いてきたことを考えれば当然のことでしょう。比較する座標軸の基軸はしばしば外国であって、ときに中国でありときにアメリカ、ヨーロッパであったりしたのですから。

それは今でもそうで、日本文化の特質を強調しながら一方で有力諸外国との優劣を常に考えているというのが日本文化論の特徴ですね。別のいい方をすればそれは世界地図の上での片隅、つまり極東に位置する日本のいわば宿命的な問題なのかもしれません。

ただ、日本は今思うと実はその片隅にあるという宿命を逆手にとって、巧みに歴史のなかを生き抜いてきました。大陸からさまざまな文化を輸入して文化を興隆してきたかと思うと、それが手に余って背負いきれなくなると鎖国をして圧力を凌いできたし、一転"開国"明治になると、怒涛のように流入する西洋文化に対してみごとにそれらを柔軟に受け入れて、日本独自の"西洋文化"を作り上げました。すなわち"和魂洋才"といういくつもの矛盾をかかえこみながらも何とか西欧に対応するという日本独自の生き方を選択してきたんですね。

ただ中国文化が有史以来流入していても、日本が日本であったように、西欧の文化が明治、大正、昭和、平成と激しく日本を覆っても、日本は日本であることに変わりはありません。それが"日本文化"ということでしょう。おそらく「日本語」というものと、日本人のDNAがそうしからしめたのだと思うのですが、いい方を変えればそれが"伝統"というものかもしれません。

医療というものも、その本質は国境を越えてグローバルであるはずですが、"制度"はやはり日本特有のものですね。健康保険制度がその一つです。やはりこれも日本人のもつ伝統や気質や雰囲気から生まれたものに違いありません。

Chapter 7 患者さんとの話題の種／雑学の森

60　日本文化論について　その2
　　戦後の文化論　Ⅰ

　日本は長い歴史のなかで、中国はもちろん欧米の影響を深く受けながらも、それでもなお日本独自の国がらを形づくってきたと、自負に近いものを感じているのが一般です。

　日本が危うくなると誰かが立ち上がって舵を切り直します。坂本龍馬が人気があるのはまさにその点でしょう。

　戦後の日本も圧倒的な欧米文化の影響のなかで、それでも巧みに立ち直って敗戦国にもかかわらず高度成長を成し遂げて、先進国の仲間として十分な実績を作りあげました。今は不況が長引いているけれど文化レベルの中身では、多分欧米に決して引けをとらないと思われます。

　しかし自負がある一方で、国家として自信があるかというと自信がありません。学者先生にしてもジャーナリズムにしても、いつも反省ばかりしています。外国の優れた点を取り上げてはわが国の至らぬ点を論難するわけです。しかしこれは極東にある小さな島国としてある以上、常に列強の脅威と闘うために、自国の弱点をあばいてそれを矯正し、国を補強するという自然の力の現れなのかもしれません。政治、経済、社会、学術すべてにわたって反省と前進が求められるというのは、まさに日常化していることですね。医薬の世界もその一つです。

　この日本がもっとも激しく自信を失ったのは、いうまでもなく第二次世界大戦に敗れた時です。夏の陽の照り輝く暑い日であったことを今でも覚えています。それを境にして世の中は変わりました。あらゆる規範と尺度が変わったのです。マッカーサーがコーンパイプをくわえて厚木に降りたときから世の中は急速に変化したのです。

　農地解放、財閥解体、学制の変革などなど、世の中はめまぐるしく動きました。今の自民党から民主党への変革なんてものじゃありません。世の中はまさに激変したのですから。生活の昏迷と思想の変貌。そのなかで日本人は歩き出したのです。

　しかし窮乏を極めたそのなかで、いま思うと不思議なのは、筆舌に尽くしがたい混乱や国難と戦いながらもその一方で、哲学書や思想書がベストセ

ラーになったことです。たとえば西田幾太郎の『善の研究』(購読社学術文庫)や三木清の『哲学ノート』(新潮文庫)、そして『人生論ノート』(新潮文庫)。あるいは阿部次郎の『三太郎の日記』(角川文庫)や、笠信太郎の『ものの見方について』(河出書房市民文庫)や、池田潔の『自由と規律』(岩波新書)などなど。日本の多くの人が"知"に飢えていたんですね。思えばその日本人の知性が戦後の難局のなかで日本を支え、平和を維持し、経済の高度成長を成し遂げたといってもいいでしょう。

　戦後の変革は、新憲法体制という国家原理の変換を頂点として、当然のように文学や思想にも大きな影響を与えましたが、それまでの価値観が崩壊し、混乱のなかから文学では坂口安吾や太宰治、織田作之助らのいわゆる「無頼派」が登場しますし、あるいは椎名麟三、野間宏、三島由紀夫、阿部公房、堀田善衛らの"第一、第二次戦後派"が小説によって自己を主張します。もちろん戦前からの作家も復活し、志賀直哉や谷崎潤一郎、川端康成らは日本の伝統文化の擁護、継承を意図した文学を数多く発表しました。混沌のなかでの新しい時代の幕開けですね。

　三浦朱門、遠藤周作、吉行淳之介といういわゆる"第三の新人"が出たのはその少し後で、さらに大江健三郎、石原慎太郎、開高健と続きます。大岡昇平、井上靖、松本清張、司馬遼太郎、井伏鱒二などの名も忘れ難いものですね。

　ところで終戦とともに"日本人"というものの本質を問う"論"は当然のように数知れぬほど出たのですが、そのなかでもっとも衝撃の大きかったのは、ルース・ベネディクトというアメリカの女性文化人類学者の発表した『菊と刀』という日本文化論でしょう。これは戦時中米政府が、日本についての調査研究をルース・ベネディクトに依頼したものに基づいて、戦後日本においても翻訳出版(1946年)されたものなのですが、これが出版されるやいなやものすごい反響が起きました。

　そこには日本人特有の「恩」や「人情」に関する鋭い分析がなされていたのです。そしてそれをめぐってわが国の論壇は賛否両論が渦巻きました。以後それまで以上に日本人学者による"日本人論"が熱心に語られだしたのです。

Chapter 7 患者さんとの話題の種／雑学の森

61 日本文化論について　その3
　　戦後の文化論　Ⅱ

　ルース・ベネディクトの書いた『菊と刀』は、戦時中のことですからもちろん日本に来て調査したわけではありません。アメリカにそれまであった日本に関わる論文を検証した上で書かれたものです。その骨子をいいますと、女史によれば欧米の文化は"罪の文化"であるのに対し、日本の文化は"恥の文化"だというんですね。とにかくキリスト教の信者は罪の内面的自覚に基づいて善行をなすのであり、キリスト教に主とした行動原理を求める欧米社会は、道徳の絶対的基準に基づいた良心の啓発を重視する社会だと女史はまず規定するわけです。それに対して日本は"恥"の文化だというんですね。"恥"というのは「世間に顔向けができない」とか「お天道様に申し訳が立たない」あるいは「世間体(せけんてい)が悪い」といった、いわば"世間様"に対して"恥ずかしい"という意味です。つまり欧米社会は宗教原理に基づいて行動するのに対し、日本社会は「世間様に恥ずかしいことはできない」というのが行動原理だというんですね。そしてそれが道徳規律の規範になっているといいます。いわれてみれば、宗教的な確固たるものを日常考えていない日本人の心理が見事に突かれた感じで、たじたじとなります。

　当然のようにこれに対し賛否両論が渦巻き、多数の議論が噴出しました。なにしろ敗戦という未曾有の出来事のなかですから、これをきっかけに反省を含めた"日本人探し"が始まったわけです。思想の混乱が一層日本人としてのアイデンティティを探し求めた動きを加速したのは当然のことでしょう。

　そのなかで特にいくつかを挙げれば、丸山真男(まさお)氏の『日本の思想』（岩波文庫、昭和36年）、中根千枝女史の『タテ社会の人間関係』（講談社現代新書、昭和42年）、土井健郎氏の『甘えの構造』（弘文堂、昭和46年）あたりでしょうか。みな今から40年以上前に書かれた本なのですが、いまだにその価値は減じていないと思われます。というよりも、これだけ世の中社会意識も社会思想も激変したかに思われる今現在でも、これらの書物に指摘されたことはかなりの部分に当てはまるんですね。人間の心の底に流れるものはそれほど変わらないのかもしれません。

　たとえば丸山真男氏の業績のなかにたしか「歴史意識の"古層"」という鋭い

指摘があって、外来文化の受容と変容において日本人の歴史意識の「古層」がいかに作用しているかを分析していて、新鮮で刺激的な思想文化も最初は燃え上がるが、やがて日本人特有の「古層」が顔を現し、いつか日本回帰が訪れる。日本の変容はいつの場合でも広がりと揺り戻しの繰り返しであり、それは音楽における執拗低音（バッソオスティナート）のように何度も繰り返され、いつの間にか良かれ悪しかれ日本特有の姿形に収斂（しゅうれん）しておさまる。だから変わったようで実質はそれほど大きくは変わっていないのではないかというのですが、今でもそんなところは多いですね。変わったようで変わっていないのです。

　あるいはいまだにいわれる「タテ割り」についても、中根千枝女史によれば「資格」や「能力」よりも帰属する「場」の意識の強い日本人はその場所内でタテに関係しあい、そこに「タテ集団」が成立するといいます。職場や業界を考えてみても、日本人特有のエモーショナルな全面的な参加が要求され、そこに生まれた一体感は閉鎖的で孤立性が強いけれど、逆に共通の雰囲気、気風といったものが醸成されその結果生ずる「ウチ」と「ヨソ」といった差別意識は、「場」を優先する当然の帰結なのだといいます。そして場のなかではしばしば能力よりも濃密な人間関係が要求され、タテ系列の序列が重んじられてそこに年功序列制が成立するわけです。女史は資格よりも場を優先し、能力よりも序列を重んじる日本人の心情の背景には、日本人特有の「能力平等主義」があるからだと指摘します。「誰でもやればできる」という考えからは序列偏重が生まれるのは当然ですが、一方でこの能力平等主義は日本特有の刻苦勉励型の人間を生み出し、日本社会のダイナミズムはこの伝統的な人間平等主義思想によるものだと女史は述べております。

　つまり日本の近代化はこのタテ社会が生みだしたエネルギーの結果であり、理想的に機能したときの結集力、動員力には驚くものがあります。ただ同時にタテ社会は一群一群がワンセットを構成し、横にはなかなかつながりません。まさに丸山真男氏の指摘する"タコツボ"社会（『日本の思想』岩波新書、昭和36年）を形成し深刻なセクショナリズムを生み出すんですね。とにかくタテ社会を生み出すのは能力平等主義であり場を重んじる気風であるならば、「乏（とぼ）しきを憂えず、等（ひと）しからざるを憂う」という日本の美風もその根底には能力平等主義があり、教育問題も格差の問題も同様であり、日本の社会は良くも悪しくもこの平等意識がいつも顔を出すんですね。「健保」だってそうですね。医療行為に能力差を認めないんですから。しかしそれで助かっている人もいます。まさに土井健郎氏の『甘えの構造』そのものかもしれません。

Chapter 7 患者さんとの話題の種／雑学の森

62 死と勁(つよ)さについて

　四十九年　一睡の夢
　　一期の栄華　一盃の酒
　これは戦国の武将上杉謙信の49年の生涯の果てに残した詩(うた)として知られています。彼はその生涯のほとんどを信濃の武田と関東の北条との争いのなかで過ごしました。天正6年(1578)、戦いのさなかに病に倒れ死に至るのですが、その前年、七尾城攻略の陣中にあって詠じたこの詩は、死を予感してか己の49年の生涯はただ一睡の夢に過ぎなかったと歎(たん)じているのです。
　おそらく詩句に盛られた彼の心のうちは己の栄華も一盃の酒に過ぎぬと断ずるほど、複雑なものがあふれていたに違いありません。それだけに暗示的、象徴的なものであり、生涯不犯(ふぼん)を伝えられ戦国武将のなかでももっとも魅力に満ちた人物とたたえられながらも、それとはうらはらな実人生の悲劇性を自らこの詩に吐露しているのです。
　謙信と同じ49年の生涯といえば、織田信長もそうですし、西郷隆盛も49年の人生でした。近くは夏目漱石も49歳で亡くなっています。
　昔の人は今思うと早死(はやじに)でした。戦後まもない頃まで人の一生というのは50歳に満たなかったのです。しかし早死だからその生が希薄なものだったかといえばそうではなくて、それが病死にせよ自殺にせよ戦死にせよ、あるいは刑死にせよ、歴史的に比較的近い人だけをあげてみても、たとえば吉田松陰30歳、人気の高い坂本龍馬33歳、近藤勇35歳、高杉晋作28歳、江藤新平41歳、樋口一葉24歳、正岡子規34歳、有島武郎46歳、芥川龍之介36歳と並べてみると、生の長さと生の充実さとは何ら相関関係がありません。むしろ生の短さとはうらはらに、その生にはたぎる想いが満ちあふれていたような気がいたします。
　彼らは燃ゆる想いを胸に抱きながら、短い人生を足早に駆け抜けていったに違いありません。ただ、昔の人は皆それぞれに"死生観"というようなものをしっかりともっていたような気がします。それはいまと違って、昔は常に戦いと飢えと病というものが身近にありましたから、いつも死と向かいあっていて、それに対する"覚悟"みたいなものができていました。だからこそ逆

にその短い人生を充実させるための生き方というか覚悟というか、そういったものをどんな人でも心のどこかにもっていたに違いありません。

おそらくこの覚悟という認識は、いわゆる学識とか教養とかいうものとは別のものでしょう。とにかく人生を無為には過ごさぬという一本筋の通ったものがあったような気がするのです。

よく「明治人の気骨」といった表現がありますように、明治を生きた人びとにはいまのわたしたちには想像のつかぬほど明確な「死生観」というものをもっていて、そこからかもしだされる覚悟というものが、一つの気概というか気骨というか"勁い"ものを作りあげていたに違いないのです。

いわば"不条理"による無常感であり"覚悟"であったといえます。でもそのことが人間を勁くしました。そして維新後のさまざまな内部矛盾に耐え、何とか乗り切ってきたのです。

しかしいまのわたしたちはそういった環境にはいません。長い不況で苦しいけれどもまだ努力さえすれば、ほどほどには生きていられます。ある意味ではありがたい世の中です。そのかわり、かつての明治人にあったような"勁さ"というものが育ちにくくなりました。平和と引き換えにそういったものが次第に失われつつあるような気がします。

もっとも、そうはいっても眦を決して覚悟するなどという図はあまり健康的ではありませんし、無用なストレスを引き起こします。おそらくいまもっとも求められているものは「内なる緊張」なのではないでしょうか。不安などの外部からのストレスによるものではなくて、自らの意志で作りあげる静かな緊張であり、一つの目標に向かって進む強い意志でもある、といっていいでしょう。

そういう前進のための新しい緊張状態を常に作ることこそ、よくいわれる「生涯教育」の一つの目的に違いありません。常に「治にいて乱を忘れず」自らを律する必要があるようです。

ただ人間、苦労したくはないし、平和で楽に生きたい。皮肉ないい方をすれば、現代の世の中は昔の人が夢にも思わなかった、いわば"勁くなくても生きていける社会"だといってもいいでしょう。逆説的にいえば、皆がみなそれほど勁くなくても生きていける社会を"豊かな社会"というのかもしれません。

Chapter 7 患者さんとの話題の種／雑学の森

63 偉人たちの死と病

　「死にいたる病」あるいは「不治の病」は、時代によってその種類を変えてゆくけれど、それが何であれ人を恐怖と絶望の淵へと陥れる恐ろしい病である以上、戦いや飢餓や自然災害と並んで人を不条理の世界に追いやる恐怖の根源であることは、いまも昔も変わらないと思います。歴史の変遷というものが政治や経済や社会のしくみや形の変化、つまり文明の姿・形の変化であり、それを直接突き動かす国家間や、国内での政治権力の闘争と移動が歴史の表舞台だとすれば、その裏側でひそかに歴史を動かしてきたものは、疫病や老いや飢餓という人間の根元的な生理あるいは病理であるかもしれません。

　事実14世紀ヨーロッパの人びとを恐怖のどん底に突き落とし、人口の1/4をも消滅させ、ヨーロッパ中世の文明を荒廃させたのは、あのペスト（黒死病）でした。時あたかも中世から近世への転換点であり、ペスト禍の影響は計り知れぬものがあったに違いありません。

　権力者の死が歴史に何をもたらすのでしょうか。ギリシャの盟主アレキサンダー大王の世界制覇の野望を打ち砕いたのは、アジアから地中海世界で猛威をふるっていた悪性マラリアでした。大王亡き後、帝国に混乱が生じ、弱体化した帝国の間隙を突いてローマ帝国が進出しました。もし大王が33歳の若さでマラリアで死ななかったら、世界の歴史は変わっていたかもしれません。また「風林火山」を旗印にして、織田信長や徳川家康らと並んで天下統一の夢を描いた武田信玄の野望をあえなく消し去ったのは、信玄を冒した肺結核あるいは胃癌でした。信長の天下への道は信玄の病死によっても救われたのですね。

　このように病は裏側で歴史を動かしてきました。どんな権力者も病気には勝てません。戦いや貿易や殖民など人間の交流や移動にともなって、悪性の疫病が侵入し蔓延しました。地方の風土病でさえ発祥地から遠く離れた土地に伝播し、世界的流行さえ起こしたのです。「ローマの道」はマラリアの道であり、「シルクロード」は痘瘡の道であり、ペストの道でもありました。さらにコロンブスやヴァスコ・ダ・ガマなどの発見した「海の道」は梅毒の道であり、コレラの道であり、そしてインフルエンザの道ともなりました。また航

空機による人の移動は、アフリカからエイズウイルスを世界中に撒き散らしたのです。

もともとペストは、インドからアジア南部に生息した野ネズミの病気であり、クマネズミなどの齧歯類(げっしるい)が保菌者なのですが、時あたかも13世紀は西から十字軍が東へ向かい、東からは蒙古が西進した時代です。おそらくクマネズミはジンギスカン軍の後を追ってヨーロッパに侵入し、あの14世紀の黒死病の悲劇的流行を引き起こしたのでしょうね。ただクマネズミは極東にはきませんでした。日本は難を逃れたのです。しかし天然痘(痘瘡)はもっと早くから日本に入ってきていて、『日本書紀』にはその大流行が書かれているといいますから、日本は古代から痘瘡には苦しめられていました。

ところで梅毒が日本に入ったのは1512年で、なんとコロンブスの帰航20年後にははるか極東の地まで到達していたのですからスゴイですね。もちろんヨーロッパ中にはあっという間に広まり、さらにアジア航路を通ってアジア全体にも拡がったわけです。つまり文明の発達と普及は地の果てにまで文明と一緒に疫病も運んでいき、人びとを苦しめたということです。

もちろん伝染病以外にも癌や脳卒中や心臓疾患、肝臓病や腎疾患、糖尿病、胃潰瘍、結核、膠原病、肺炎などなどまさに数限りなくあります。しかし現代の医学は一部を除いてかなりの部分でそれに対応できる力をもってきていることも事実です。天然痘は克服したし、結核も不治の病ではなくなりました。脊椎カリエスで死んだ正岡子規も、肺結核で夭逝した樋口一葉も、いまなら助かるはずであり、胃潰瘍の漱石も、結核の堀辰雄もそうですね。しかしもしあのとき助かったとしたら、わたしたちは彼らの残した数々の名作にはお目にかからなかったかもしれません。オペラ『椿姫』も結核が治ったら物語にならないし、ボッカチオの『デカメロン』も黒死病が流行らなかったら生まれませんでした。正岡子規の俳句も樋口一葉の文学も、想像を絶する苦しみのなかから生まれたものです。わたしたちに残された名作は、そのほとんどが彼らに与えられた悲劇的な代償を通じて手に入れたものなんですね。

歴史にもしもがいえるとしたら、もし清盛が元気だったら鎌倉幕府はできたでしょうか。秀吉があと10年長生きしたら、江戸幕府は成立したでしょうか。レーニンがもう少し長生きできたら、スターリンの独裁は阻止され、ソ連の運命は違っていたかもしれません。ともあれシューベルトは梅毒で、トルストイは肺炎、家康は食中毒、マルクスは肺癌で命を奪われたんですね。

Chapter 7 患者さんとの話題の種／雑学の森

64 入れ歯の歴史

「入れ歯」というのはいつ頃からあったのでしょうか。随分と昔からあったような気もしますし、ちゃんとした入れ歯は戦後のような気もしますね。それでは唐突ですがアメリカ合衆国第一代大統領ジョージ・ワシントンの顔を思い出していただけますか。思い出せない方はドル紙幣があったらそれを取り出してご覧いただくとよろしいでしょう。気難しそうに一直線に口を結ぶワシントンの顔がそこにあります。あれほど偉い人がなぜリラックスした表情を見せないのでしょうか。答えは「入れ歯」が入っていたからであり、口をしっかり閉じて顎の筋肉に力を入れていないと、口から入れ歯が飛び出しかねなかったからなんですね(参考：笠原浩著『入れ歯の文化史』文春新書)。

つまりあの当時の総義歯は現代の精巧な吸着義歯と違って、上下の義歯をコイルスプリングで連結しその力で粘膜に押し付けていたわけです。しかし重い入れ歯を維持するためには強いスプリングでないとダメですから、義歯が口から飛び出さないためには常に口をしっかりと閉じ、顎を噛みしめていないといけなかったのです。当然残った歯や歯肉粘膜には大きな負担がかかるし義歯床が歯肉に食い込んで痛くてたまらない、噛めるどころか入れていること自体が大変な苦痛の種という代物でした。

ではなぜこのような不具合きわまりない入れ歯を当時の人は入れていたのでしょうか。いうまでもなくただカッコのためです。人が醜さを嫌うのは今も昔も同じで、いわんや社会的に上位を占める人たちや、その寵愛を失いたくないご婦人たちが歯を失うことに大きな恐れを抱いていたことは想像に難くはないことです。「入れ歯」というものはそれがブリッジのようなものであれ取りはずしのものであれ、まず第一に容貌を回復するための手段であったのですね。それに"噛める入れ歯"というものは、現代の進歩した歯科技術をもってしても、ご存知のように依然として至難の技である以上、当時の歯科技術にそれを求めてもそれは土台無理というものでした。人はただカッコのために入れ歯をもとめたのです。

事実人がカッコのためと多少の噛む力の回復に努めた歴史は古く、5000年前の古代エジプトにその痕跡は残されていますけれども、とにかく人が歯と

いうものにいかに苦労してきたかは想像に難(かた)くはありません。

　歯科が歯科医学らしきものの形に整えられはじめたのは18世紀に入ってからです。1728年フランスの外科医ピエール・フォシャールは、当時の歯科医学の知見と自らの経験や工夫をまとめて、900頁もの大著『歯科外科医』を出版しました。それまでは大道芸人と変わらぬ「歯抜き屋」か職人的臨床医がほとんどだったのですから、それは後世「近代歯科医学の父」と呼ばれるのにふさわしい偉業でした。しかも彼が提唱した考え方や技術は、現代でも通用するものも少なくないといいますから驚きです。歯の構造や機能、歯周組織や口腔に生ずる疾患と治療法、さらに「さし歯」や「ブリッジ」まで言及しているというからハンパではありません。しかし総入れ歯にだけは困ったらしいのです。板バネを使ってカスタネットのような入れ歯が考案されましたが後にはコイルスプリングに変わりました。ワシントンの口に入った入れ歯は、コイルスプリング付き入れ歯だったんですね。

　現代の吸着式入れ歯が作られたのは1800年、フィラデルフィアの開業医ジェームス・ガーデットの考案からです。ところが驚くべきことにわが国ではそれより二百数十年以上前に、ツゲの木を彫刻することで見事に吸着式の総入れ歯が作られていたんですね。この木床義歯は事実和歌山市の願成寺で発見され、今のところ一番古いのですが、とにかくこんな田舎ですでに使われていたのですから、その当時すでにかなり普及していたと考えざるをえません。構造も今と同じなんですね。

　しかしこの見事な職人芸も明治になると消え失せます。西洋歯科医学が入ってきたからです。それはアメリカを中心として発展した近代歯科医学という大系化された学問が、わが国の「口中入れ歯師(こうちゅう)」の秘伝的な職人芸の世界からは想像できぬほど高度に科学的な学問だったからなんですね。秘伝というものは公開されませんし、そこには競争も進歩も望みえませんでした。したがって近代化の夢に燃えていた明治の文明開化の波のなかでは、消えていくしかなかったのです。つまりは情報公開の重要性の認識のなかった閉鎖社会の悲劇的結末でした。

　日本の歯科医学の発端は、明治に来日して横浜に開業したウィリアム・イーストレーキらによる日本人弟子の養成からはじまります。さらには渡米して歯学医学を学んだ高山紀斉が日本最初の歯科医学校(東京歯科大学)を開設したこともよく知られたことですね。ともかくわが国の歯科医学は、彼ら先人たちの努力なしにはありえなかったことは事実です。

Chapter 7 患者さんとの話題の種／雑学の森

65 趣味の科学者たち

「趣味と実益を兼ねて」という言葉がありますが、現実にプロスポーツ選手や芸能人のなかの成功者たちをみていると、それを地でいっているようでうらやましい。もちろん陰では大変な努力と運がなければダメですが、やはりもっとものをいうのは才能なんでしょうね。ただ一般には好きだけれど実益を伴わない例がほとんどで、例外的な人が目だつだけなのかもしれません。

ところで世に学者とか研究者とかいう人がいるけれど、たいていはあまり金には縁がないし、イメージ的にも学者・研究者は"清貧"ということになっています。しかしやはり本来なら「優れた結果にはそれ相応の報酬があるべきだ」というのがもっともですし、現にそれで裁判になった例もあります。ただ歴史的にみると、ドイツの社会学者マックス・ウェーバーが『職業としての学問』という講演を行ったのが1919年のことですから、ヨーロッパでも学問が職業として成り立つようになったのは、やっと19世紀半ばに入ってからのことなのです。もちろん教育機関は昔からあって、教師という職業はずっと以前から成立はしていました。しかし学問(科学)の研究となると、それが専門的な職業として定着しはじめるのはやっと19世紀に入ってからで、それまでは職業としてではなく"趣味道楽"だったようです。ガリレオやニュートンの大発見も専門的な学者の仕事、つまり職業人としてやったのではなく、"物好きな道楽仕事"から生まれたものなんですね。事実ガリレオが毎夜月や星を眺めていたのは、何よりもそれが彼にとって面白かったからであり、宇宙の探索こそ忘我の境地に沈潜できるものだったのですね。地動説はそのなかから生まれました。ニュートンのあの万有引力の発見や光のスペクトル実験も素人(ディレッタント)の遊びや楽しみから生まれたものなのです。もっとも単なる素人ではなくて主に貴族たちのなかの科学愛好家同志の情報交換の場として1662年にはロンドン王立協会が誕生し、ニュートンは晩年には会長を務めていますから、物好きとしてもハンパじゃありませんが。しかし金と暇の有り余った上流階級の学問オタクの道楽から、現代の専門的科学者が束になってもかなわない偉大な業績が次々と生まれてきたのは皮肉といえば皮肉ですね。

ダーウィンの『進化論』もブルジョワであるダーウィンのぜいたくな研究三

昧の日々から生まれたものです。実際彼は生涯ただの一度も働いたことはなかったのです。父は裕福な開業医、妻の実家はあの陶磁器で有名なウェッジウッドです。彼はひたすら好きな道にはげんだわけです。「遺伝の法則」を発見したメンデルも、よく知られているように本業はオーストリアの修道院長であり、司祭の仕事の合間にエンドウを育て、その交雑実験からあの「メンデルの法則」を発見したわけですね。また「熱力学第一法則」つまり「エネルギー保存の法則」の発見者の一人、ジュールもマンチェスターの裕福な醸造業者の家庭に育ち、これまた研究に没頭する毎日を送っていたらしいのです。

　こうして近代の学問の成り立ちを小山慶太氏の『道楽科学者列伝』などから眺めていくと、19世紀半ば以前と以降とではそのあり方が違っているようなんですね。歴史に残る大発見の多くが趣味の科学者たちの"道楽"みたいなものから生まれたものとすれば、現代の科学者とはずいぶんとイメージが違うわけです。それは学問が職業として確立する以前の、いわば好奇心と遊び心が融合した時代が生みだした業績といってもいいでしょう。つまり知的な楽しみに精神の充実と手応えを感じていた、おおらかな時代のおおらかな人たちの遊び心が生みだしたものなのです。事実、光の干渉実験を行ったイギリスのヤングはロンドンの開業医、数学の「フェルマーの定理」のフェルマーは法律家でトゥールーズの行政官です。内部を真空にした二つの半球を馬に引っぱらせ大気圧の強さを実証したゲーリッケはマクデブルグの市長でした。また「ニュートン力学」をフランスに紹介したのは、フランスの思想家ボルテールの愛人シャトレ侯爵夫人です。彼女はニュートンの『プリンキピア』をフランス語に翻訳しました。あるいは化学者ラヴォアジェは、徴税請負人で国に代わって税金を取り立て裕福でしたが、その代わりフランス大革命のときにあわれ断頭台の露と消えました。精密な燃焼実験によって酸素の存在をつきとめ、化学を錬金術から"近代化学"へと脱皮させた男もその本業によって人の恨みをかったわけです。錬金術といえばあのニュートンも錬金術にはげんでいたんですね。いま医者も歯医者も学者も化学者もあまり余裕はありません。そのなかで進歩だけはしなくてはならないのですから、いまの時代本当に大変ですね。

編集者注　参考図書

1．小山慶太著：道楽科学者列伝－近代西欧科学の原風景－．中公新書．1997.

Chapter 7 患者さんとの話題の種／雑学の森

66 「美しい」と「美しさ」について

　「明眸皓歯」という言葉があります。要するに美しい眸ときれいな歯ということですが、同時に"美人"という意味ですね。つまり美しい顔の重要なファクターとして"美しい歯並び"というのが昔からいわれているわけです。
　ところで小林秀雄という文芸評論家をご存知でしょうか。この人の有名な『当麻』というエッセイのなかに次のような文章があります。
　「『物数を極めて、工夫を尽して後、花の失せぬところを知るべし』。美しい『花』がある、『花』の美しさといふものはない」
　この文章は発表された当初からその意味をめぐって大きな話題を呼んだ言葉で、この「美しい花」はあるけれども「花の美しさ」というものはない、という言葉の意味をめぐってさまざまな意見が文壇をにぎわしました。わたしの勝手な想像では、氏は「花の美しさ」というような抽象的な概念にとらわれるな、ひたすら「美しい花」の秘める実体に迫れ、といいたかったのではないかと思うのですが、それにしても「美」についてこう正面から問われると、正直いって難しくて本当にわからなくなりますね。
　「花」というのは、この場合「能」における美の極致である「幽玄」の世界を指しているわけで、世阿弥の『花伝書』のなかの言葉ですが、この「花」をふつうの"花"におき換えると実はわかりやすいのです。つまり花の美しさを論ずる前に野や庭に咲く花をじっくりと眺めればいい、そして花を活けてみればいい、花に秘められた美しさがみえてくるはずだ、などと書いたらずっとわかりやすくなるかもしれませんね。要するに観念的、抽象的な「美」というものにとらわれるな、あくまでも実体を通して「美」の本質に迫れということでしょう。
　実際、抽象的な「美しさ」とは、その概念は難しいですね。たとえば「美しい歯」といえば、みれば誰でもわかるけれど、「歯の美しさ」といわれたら途端に話は難しくなります。
　実はそれを考えるのが「審美歯科」というものなんでしょうが、ただ歯の美しさは何かと治療をそっちのけにして、ああでもないこうでもないと議論しても意味はありません。あくまでも歯科治療を通して論じないといけないん

ですね。まさに『花伝書』のいう「物数を極めて、工夫を尽くして後、花の失せぬところを知るべし」なんでしょう。

こう考えてくると「美しい」ということと「美しさ」ということの違い、さらに「美しさ」という抽象的概念的な言葉の難しさ、あいまいさにあらためて気づかされます。

ところでいま話題にしている「美しさ」といういい方は、実は明治時代にはなかった言葉だといわれているのです。「美しさ」という概念も言葉も、幕末外国語の beauty とか beauté が「美しさ」とか「美」とかに翻訳されてからその概念が生まれたものらしいんですね。このことは柳父 章 氏の『翻訳語成立事情』(岩波新書189) に精しいのですが、とにかく氏によれば「美しさ」という抽象概念は「美しさ」という翻訳語が生まれてはじめて、広く一般化したというのが事実のようです。

それに似たようなことはいっぱいあって、たとえば society の翻訳語として「社会」という言葉ができたときに、現在わたしたちの使っている「社会」という概念が生まれたんですね。それまでは人は昔からある「世間」という狭い人間関係でしか世の中を考えることができなかったのです。「社会」という言葉ができてはじめて、広い世の中について考えることができるようになったというわけです。

「美」とか「美しさ」も同じで、言葉が生まれて一般化してはじめて「美」という普遍的抽象概念が広くゆきわたったわけです。それまでは平安や鎌倉時代はもちろん、江戸時代も「美」に関してはずっと具体的でした。もちろん「もののあはれ」とか「おかし」とか「幽玄」、「わび」、「さび」といった抽象概念はたしかにあって、「美」にはかなり重なり合ってはいるけれども、しかしそれは現在使われている「美」という概念より狭い範囲であり、特定的かつ具体的なものや行為や言葉を通して語っている言葉であって、一般的、普遍的概念としての「美」とは同じではなかったようです。

ところで「審美歯科」は、実際に"美しい歯"を作り、「歯の美しさ」についても論じなければいけないのですが、歯医者さんの一般的傾向としてどうも"How to"ばかりに関心があるような気がします。やはり抽象的普遍的概念としての"美"についても考えるようでないと、知的バランスに欠けるような気がしますね。話を元に戻すと、小林秀雄は抽象的概念にとらわれ過ぎるな、実体を通してものを見よ、といっているのですが、どうもバランスが難しい。しかし両方考えないと文化は成り立たないのです。

Chapter 7 患者さんとの話題の種／雑学の森

67 パラダイム・チェンジ

　このところ立て続けに日本人がノーベル賞を授与されて、嬉しいこと限りないですね。もちろん受賞の理由も新聞報道以上のことは知る由もないので、ただひたすらスゴイナと思うだけなのですが、それにしても時に世の中を変えてしまうほどの研究もあるわけですからまったく無関心というわけにもいきません。

　たとえばアインシュタインの相対性原理やボーアの量子論はニュートン以来の物理学の世界を一変させたといいますから大変なものです。

　生物学の世界でもクリックとワトソンによるDNAの二重螺旋構造の発見は、生物学の世界を一変させた大変な出来事です。縁のなさそうにみえる素粒子の研究や相対理論も、わたしたちのテレビやパソコンや携帯電話などの開発につながっていますし、DNAは親子関係の特定や薬品やES細胞、ips細胞の研究につながっていて、現実社会の大きな話題を作っていることも周知の事実です。

　しかし物理学にせよ生物学にせよ、それが職業としての学問、つまり専門の学問として成立したのは前回に書いたように、たかだか19世紀後半に入ってからなんですね。それまではお金持の趣味としての研究であって、彼らの知的好奇心にのみひたすら頼っていたわけです。したがってその研究が世の中の役に立つということは考慮の外であって、彼らはただ物事（ものごと）の真理を知りたくて研究に励んだわけです。そのなかから太陽系の研究や重力の研究が生まれました。生物学でいえば遺伝の研究や解剖学や進化論や細菌学や免疫学の元が生まれました。それらが世の中の常識を一変させたんですね。

　ただそれらが金持ちの単なる趣味としての研究に過ぎなかったかというと、必ずしも話は簡単ではありません。たとえばコペルニクスはカソリック公認のプトレマイオスの天動説を批判して地動説(1543年)を唱え、その地動説を公にした(1632年)ガリレオは次の年に異端審問にかけられました。またそれ以前にケプラーは、それまでの天体の運動を説明する「等速円運動」を否定して、惑星の運動に関する「楕円法則」を発見しました(1609年)。これらは歴史上極めて大きな意味をもつものであるけれど、カソリック公認の意見に真向

から対立しているわけですから、それは大変なことだったのです。

「進化論」にしても神の意志にそむくものでありましたから、それに対する攻撃はすさまじかったんですね。では、あのガリレオたちが現代の人間と同じように神を否定して、そういう発見をしたかというとぜんぜん逆で、むしろ彼らはこう考えたほうが神の意志に近いと考えたから、あの発見をしてしまったんですね。それはその時代を覆いはじめた"太陽中心思想"や、世の中を動かす法則は、単純な数式で表されるはずだという考え方に基づいていて、しかも彼らの考える合理性とは、今日の科学的合理性とはまったく別の"神の理性"に従うことであったのです。ガリレオのやったピサの斜塔での落下速度の等速性の実験でも、人びとは落下する鉄球のなかにさえ神の意志や奇跡をみようとしていました。

近代というのは、そういう神の意志や奇跡をみようとする中世的世界観を乗り越えるために、何よりもデカルトの出現を必要としたのです。デカルトの述べた『方法序説』(1637年)には、二元論や還元主義あるいは機械的自然感、また検証と反証主義といった四つの方法が説かれ、それらが近代科学に理論的根拠を与え、その発展にいかに貢献したかはいうまでもありません。たとえばモノをできる限り細かく分けて考えるという還元主義は、原子物理学や素粒子論を考えれば、いかに現代科学の原動力となったかは想像できるでしょう。分子生物学もその最たるものの一つですね。

ところであまねく神の意志に従って生きていた中世世界で、どうしてコペルニクスやガリレオは地球が動くことを発見したのでしょうか。ある日それが"見えてしまった"からだといわれています。突如、気がついてしまったのですね。もちろん神の意志に逆らったのではありません。むしろその方が神様の意志に沿うものだと考えたからです。わたしたちは誰しも時代の雰囲気や流れに逆らえません。時代の枠組(パラダイム)のなかで生きています。しかし時に流れを変えてしまう発明発見が起きます。トーマス・クーンはそれをパラダイム・チェンジあるいは「科学革命」と呼びました。一度わかってしまうと後戻りできないんですね。わたしたちは現代の枠組(パラダイム)のなかで生きています。そのなかでどう変化するか、歯科医学も常にそれを問われています。チタン・インプラントはその一つでした。次は何がでるのでしょうか。

編集者注　参考図書

1．村上陽一郎著：歴史としての科学. 筑摩書房. 1983.

Chapter 7 患者さんとの話題の種／雑学の森

68 タコツボ現象

　日本社会のタコツボ化現象については、識者のよく指摘するところですね。そうでなくても日本社会はいわゆる"タテ割"社会といわれる社会ですから、その閉鎖性はより一層強くなるわけです。今では「村八分」は死語になりつつありますが、依然として身内の連帯で内部をかためることは、日本人はごく自然のこととして日常化していますし、知らず知らずにヨソモノを排除しているわけです。よく"ウチの会社"といいますね。"ヨソの会社"とは違うわけです。さらに細分化すればウチの課ではとなるし、行政においてもご多分に洩れず、"省"や"課"によってきっちり分けられています。"省益あって国益なし"という言葉はまさにその弊害を指摘した言葉です。

　よくいわれることですが、幼稚園と保育所では扱う省も違えば法律も違います。同じ幼児でありながら対応の仕方がまるで違うんですね。しかも指摘されながらそのタテ割行政はなかなかなくなりません。それは日本人が長い歴史のなかで作ってきた心情に基づくからかもしれません。

　「日本文化論」の項目でも書きましたが、中根千枝女史の指摘するように、日本人はウチの者とヨソ者との区別がはっきりしていて、ウチの者とは直接接触的な人間関係であり、それが集団帰属意識を高め一体感が醸成されて集団としての強い機能が生まれ、その結果ヨソ者は排除されるんですね。

　しかも日本人は本来的に能力平等主義なので、必然的にタテ系列の序列が生まれます。長幼の序とか学歴とか学年とか、やたら序列が生まれるわけです。現在のようにウェブによる不特定多数とのコンピュータ上の出会いとか接触が行われる現今でさえ、基本的にはタテの序列は生きていますね。ヨコに広がったのは"情報"だけでしょう。だからタテの序列にうまく入れない人はコンピュータによる情報にうずまりながら、逆に孤立している変な時代ですね。

　このタテ系列社会のなかで、やはり問題となるのが「タコツボ化現象」なんですね。学界というものはその典型かもしれません。専門が異常なほど分化していて、専門が少しでも違うと共通点はなかなかみつかりません。それぞれが深い井戸を掘っていて、その井戸には横の連絡がありません。人間関係でさえ疎になっていて、専門が違うと他人様なんですね。ときどき"学際的"

という言葉が飛び交いますが、それも木霊(こだま)するだけです。狭い歯科のなかでさえ、そういう現象がないわけではありません。一般の歯科臨床家なら全科目だからそんな馬鹿なことはいっていられないはずなんですが……。

　ところで「タコツボ」という言葉を最初に用いたのは、日本政治思想史研究の第一人者で戦後日本の思想的中心人物だった故丸山真男氏です。これは戦後日本の"名著"といわれる『日本の思想』(岩波新書)のなかの、「思想のあり方について」という文章のなかにでてくる言葉なのですが、この「タコツボ」という言葉は日本人の心理を見事に突いていて、たちまちのうちに人口に膾炙(かいしゃ)しました。

　ちなみに「タコツボ型」に対応する言葉は、「ササラ型(根本が同じ竹で先割れしている)」です。氏によれば学問に関していえば、ヨーロッパの近代科学がどっと移入された19世紀後半というのは、ちょうどヨーロッパでは社会の組織の上でもあるいは文化形態の上でも、専門化現象つまり分業と専門化(スペシャリゼーション)が急速に進行した時代であって、日本はこの時期すでに専門化した学問や文化をバラバラの形で輸入したんですね。

　たとえば19世紀前半のヘーゲルとかマルクスとかベンサムは、個別科学の分類からいうと、どこに入るのかわからないような包括的総合的学問の大系を作りだした人です。これが19世紀後半になると、法律、政治、経済、心理といった各分野における専門化、独立化が進行してきて、日本が学問などを輸入した時期はこの専門化、個別化がはっきりした形をとるようになった段階と重なっているわけです。大学制度など学問が細分化され、専門化した形態がそのまま入ってきたんですね。本来なら個別の学問の根は共通であって、さかのぼるとギリシャ、中世、ルネッサンスにつながります。

　つまり長い共通の文化的伝統が時代とともに分化してササラ状になり、その末端が個々の学問なんですね。ところが日本ではそれらがバラバラになってタコツボになってしまったというわけです。

　そうでなくても日本はタテ割社会ですから、ほっとくとすぐタコツボ化します。孤立に気づかないで孤立化します。情報化社会といわれながら、案外と保守化するんです。若い人も同じです。しかし21世紀は、アジア自体に変化が起き、グローバルが必ずしも欧米だけを意味しなくなりました。歯科界もそうですね。日本という狭い世界から抜けだすには今が思案のしどころですね。

Chapter 7 患者さんとの話題の種／雑学の森

69 アポトーシスと死

　最近、興味深い本を見つけました。それは幻冬舎新書の一冊『ヒトはどうして死ぬのか－死の遺伝子の謎』という本で、"死"というものと"アポトーシス"との関係を巧みに解説した本なのですが、死というものを哲学からでなく"科学"の目でとらえているところに大変興味をいだきました。ご存知のように、細胞の死に方にはネクローシスとアポトーシスの二つがあって、ネクローシスは打撲や火傷のような外部刺激や虚血などで起こるいわば"事故死"ですね。ネクローシスが起こるとまず細胞膜が崩れ、浸透圧がコントロールできなくなって外部から水分が入り込み、細胞自身が膨らむとやがて細胞内の分解酵素が漏れだして細胞が溶け、中身が細胞外に流れだすという現象です。この場合、白血球が集まるため、炎症や痛みを伴うわけです。一方アポトーシスは、よくいわれるように細胞の"自殺"です。もちろん勝手に死ぬわけでなくて、死のシグナルを受けて"自死装置"を発動するんですが、これが働きだすと細胞はまず収縮しはじめ、核の中のDNAを規則的に切断して小さな袋に詰め替え、アポトーシス小体と呼ばれるブドウのような小さな粒に断片化していくわけです。そして小体は食細胞マクロファージに貪食されたり周囲の細胞に取り込まれたりしてきれいに除去されます。つまりネクローシスとは違い細胞の中身はほとんど外部には漏れることはなく、したがって浮腫や痛みといった炎症反応は起きないんですね。

　もっともアポトーシスに関わる知見は比較的新しく、1970年代以降のことですから細胞自殺や死の遺伝子の研究は歴史が浅いのです。しかしこのアポトーシスが、生命の成り立ちを支える非常に重要な役割を担っていることは、次第にわかってきたようです。たとえばオタマジャクシがカエルに変態する際にアポトーシスが発現し、頭部以外の組織は全部消していくのです。このとき甲状腺ホルモンの濃度が関係しているといわれています。またイモムシがサナギになりチョウに変身する際もアポトーシスが働き、私たちの手が手の形になるのも指の間の不用な組織を消してしまうからですね。つまり生物が形づくられる際は、この本にも書かれていますが「細胞を多めにつくって、不要な部分をアポトーシスによって削る」という過程を経てできあがってい

くわけです。事実、私たちの身体の細胞は約60兆個、そのうち脳細胞は1,000億個といわれていまして、成人した人間の場合、大脳皮質では生涯平均で1日あたりおよそ10万個の神経細胞が死滅しているらしいんですね。ただなぜそうなのかはわかっていません。計算上では大脳皮質の細胞は150億個。100年経つと1/4の神経細胞が消えていくことにはなるのですが。

　ところで身体を一定の状態に維持しようとする性質を「ホメオスタシス(恒常性)」といいますが、その中心的な役割を果たしているのはホルモンです。たとえば老化によって性ホルモンの分泌は少なくなり、ホルモンの量によって細胞数がコントロールされている臓器は小さくなります。作られる細胞よりも、アポトーシスによって死んでいく細胞の方が多くなるからです。老人が徐々に身体が小さくなるのはこのためのようです。またアポトーシスは免疫細胞とも関係があって、大量に作られ準備された免疫細胞も不要になったら消去されるし、免疫細胞自体不良品であるものは胸腺の中で成熟する間に消去されるように仕組まれているのです。もし自己の細胞を間違って攻撃するような免疫細胞が血液中に流れてしまったら、全身性エリテマトーデスや、関節リウマチといった膠原病といわれる自己免疫疾患を引き起こしてしまうからですね。

　本書によると、細胞の再生のためにアポトーシスがあるけれど、もう一つ心臓や脳の細胞のように再生しない細胞にも「死に至る仕組み」があって、この両者が生物の個体の"死"というものを作りあげているといいます。つまり心臓や脳の非再生系にも寿命があるし、再生系も実は細胞分裂の回数も50〜60回で終わりなんですね。非再生系がダメなら一発で死にますし、再生系にも限界があるわけです。

　ところで生物にもいろいろあって、原核生物のような一倍体の生物は同じ遺伝子をコピーしながら無限に増殖していきますから、事故死以外"死"はありません。しかし二倍体生物が誕生して「性」が現れたとき同時に「死」が生まれたといいます。それは性によって遺伝子のシャッフルが行われ有性生殖を行う生物の子孫は常に新しい遺伝子組成を持つことができるようになったかわりに、古い遺伝子が生き続けて若い固体と交配したりしないように「死」の機構を作りあげたといわれています。古い遺伝子に含まれるキヅが子孫に伝わらないようにするためです。本書によればこのときに再生系のアポトーシスと非再生系の細胞死という仕組みが巧みに「死」を演出するのだというわけです。「死」というのも生物学的に考えると、いろいろ意味があるんですね。

Chapter 7 患者さんとの話題の種／雑学の森

70 ふたたび読書のすすめ

　近年「ゆとり教育」の弊害が多々指摘されて、ようやく教科書の中身も結構濃くなったと聞きますから、少し胸をなでおろしています。
　教育というのは何であれスポーツと同じで、脳も身体も幼いときから鍛え続けていないとすぐ衰えてしまうんですね。スポーツ選手はもちろん日常的に訓練を惰りませんし、プロのピアニストやバイオリニストも練習は毎日5時間以上するそうですから、何かを究めることは大変なことなんですね。
　教育というのは、江戸の昔から「読み、書き、そろばん」というぐらいですから、まず字が読めて、書け、かつ算数がある程度できることが必須です。
　日本での教育の歴史をみますと、江戸時代には相当数の「寺子屋」があって、嘉永年間(1850年頃)には70〜80％の就学率であったといいますから、当時の欧米の20％前後と比べると、日本の明治初期の識字率は世界最高水準にあったといえます。しかし最近の子どもたちの世界の能力テスト比較によると、随分と下がってしまったそうですから嘆かわしいことです。すべてにおいて1位は上海だったというのも何かを象徴していますね。
　寺子屋で教えていたことはいま考えると大変に難しいもので、『商売往来』とか『千字文』、『苗字尽』、『四書五経』、『唐詩選』、『百人一首』、『徒然草』といったかなり高度のものが教科書だったようです。
　ですから明治4年(1871)には文部省が設けられ、明治5年には学制が布かれたのも、全国津々浦々にあった寺子屋が母体としてすでにあったからですね。そのくらい日本人は昔から知識欲が旺盛だったわけです。ごく普通の人がかなり難しい文字を読み書きしていました。昔の人の書いた手紙などを読むとそう思いませんか。まあ通信手段としては電話もパソコンもなかったわけですから、書く以外なかったとしてもです。
　いま後輩を含めて若い人に感ずるのは、あまり本を読んでいないことです。専門書は仕事の糧ですから読むのは至極あたりまえで、専門書以外の本をあまり読んではいないんですね。これは嘆かわしいことです。「読む、読まないは人の勝手だ」というのは間違いです。なぜなら人は大量の読書を通じて価値観や倫理観を学ぶからです。もちろん生身の人間を通しても学ぶことは

当然ですけれど、それを思想や考えとして身につけるのはことばによってですね。言葉がなければまず考えることができません。そして言葉の数が少なければ、思考のレベルは粗雑にならざるを得ません。思考を支えるのは言葉の豊かさであり、それはつまり大量の読書のもたらすものだからです。

　本といっても大変な種類がありますから、何を読むべきかを考える必要がありますが、私にいわせればいわゆる軟らかいものからかなり硬いものまで満遍なく読むべきだと思います。硬いものばかり読む人はまずいないでしょうし、硬いものばかりじゃ逆に"石頭"になります。ただ、絵や写真つきの本や雑誌や軟らかい本ばかり読んでいては、思考に厚みがつかないんですね。得るのは情報だけということになります。つまりなんであれ読書の幅が狭いと、幅広い知識や情報は得られませんし、総合的な判断を下すことができなくなります。さらにいえば、人とのつきあいも高いレベルの人との交流が難しくなって、結果として交際範囲のレベルも狭くなります。本を読まない人は自分で自分の世界を狭めているんですね。

　いまと違って私の若い頃は、日本文学全集や世界文学全集があって、出版社のほうがこれぐらいは読んだほうがいいよと教えてくれたものです。その他に哲学や歴史や思想や社会、経済など全般にわたって全集モノが出版されていたのです。もちろん岩波文庫や岩波新書があって、学生時代やたらと読み耽りました。娯楽があまりなかったからでしょうか。

　いまは全集モノが姿を消して雑誌の種類がベラボーに増え、小説も純文学と大衆文学の垣根がなくなって推理小説風のものが多いし、文庫や新書もやたら増えましたね。出版の種類も数も膨大なものになっています。でも読者は減る一方だといいます。電子書籍も現れました。これからどうなるんだろうと、ちょっと考えさせられる世の中です。

　しかしともあれ読書はしなくてはいけないのです。人間カンバンをはずしたら何が残るのでしょうか。たとえば歯科医のカンバンをはずしたとき、何が語れるでしょうか。通り一遍のことしかいえなかったら、歯科医の底が知られます。本はポケットに入れていつも持ち歩くべきです。そして文章で気に入ったところには線を引きます。読み終わったら、線の引いたところをもう一度読みます。思考は常に深化しなくてはならないのです。これからの歯科医のあり方のためにも。

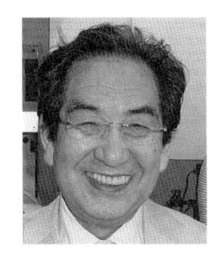

渡邉 滋(わたなべ　しげる)

昭和11年生まれ
東京医科歯科大学歯学部卒(1961)
同校同窓会学術委員長、学術担当理事を経て現在同窓会副会長
元日本歯科医師会雑誌編集委員
審美歯科および一般書書評に関する著作多数
昭和43年港区六本木開業、現在に至る

患者さんが集まる70の秘訣
先輩歯科医師のアドバイス／カッコいい歯科医師として生きる

2011年3月10日　第1版第1刷発行

著　者　渡邉 滋

発 行 人　佐々木　一高

発 行 所　クインテッセンス出版株式会社
　　　　　東京都文京区本郷3丁目2番6号　〒113-0033
　　　　　クイントハウスビル　電話 (03)5842-2270(代表)
　　　　　　　　　　　　　　　(03)5842-2272(営業部)
　　　　　　　　　　　　　　　(03)5842-2279(書籍編集部)
　　　　　web page address　http://www.quint-j.co.jp/

印刷・製本　サン美術印刷株式会社

Ⓒ2011　クインテッセンス出版株式会社　　禁無断転載・複写
Printed in Japan　　　　　　　　落丁本・乱丁本はお取り替えします
　　　　　　　　　　　　　　　ISBN978-4-7812-0192-4　C3047
定価はカバーに表示してあります